人人伽利略系列 36

精神疾病 依賴症

為什麼無法戒除？認識各種依賴症的原因、預防與治療方法

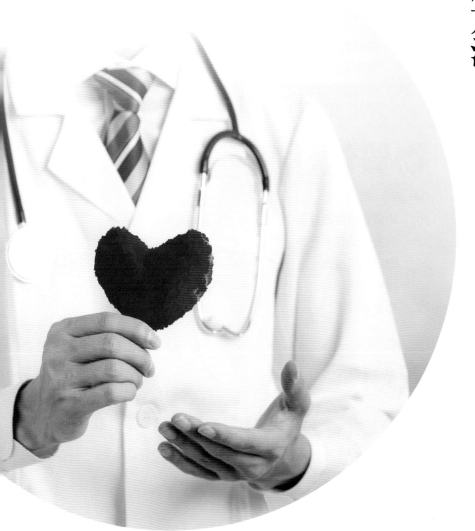

人人出版

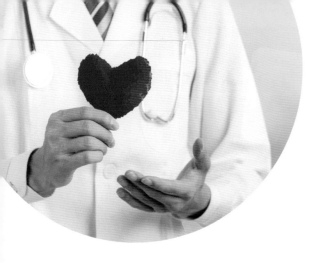

人人伽利略系列36

為什麼無法戒除？認識各種依賴症的原因、預防與治療方法

精神疾病
依賴症

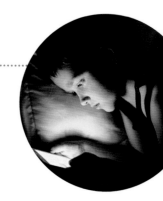

1 潛伏在身邊的依賴症

協助 松本俊彥

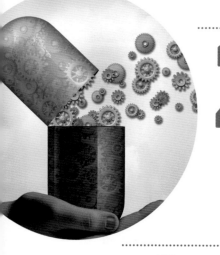

2 物質依賴症

協助 松本俊彥

3 行為依賴症
（行為成癮）

協助 松本俊彥／鶴身孝介

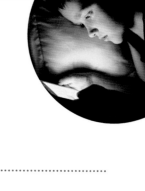

4 對人的依賴

協助 松本俊彦

5 依賴症與腦

協助 松本俊彦

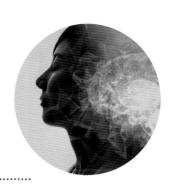

6 依賴症的形成心理

協助 松本俊彦

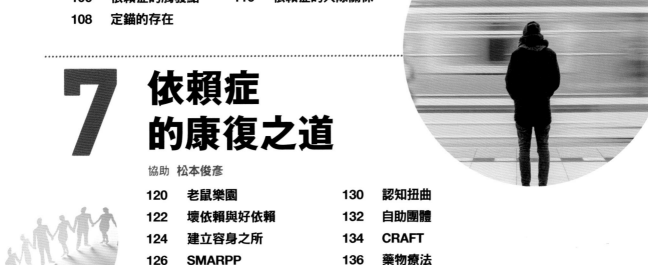

7 依賴症的康復之道

協助 松本俊彦

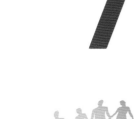

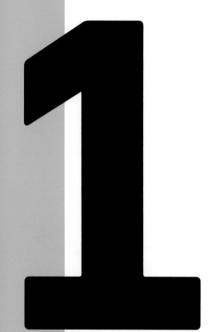

潛伏在身邊的依賴症

原本是為了稍微轉換心情而開始接觸酒類、抗焦慮劑（anxiolytic）、手機遊戲及網路購物……，卻在不知不覺中花掉很多錢，或是幾乎整天都耗在這上頭。也許每個人都曾經有這樣的經驗，通往依賴症的入口充斥在日常生活環境中。為什麼會罹患依賴症呢？本章將會介紹潛伏在身邊的依賴症。

協助　松本俊彦

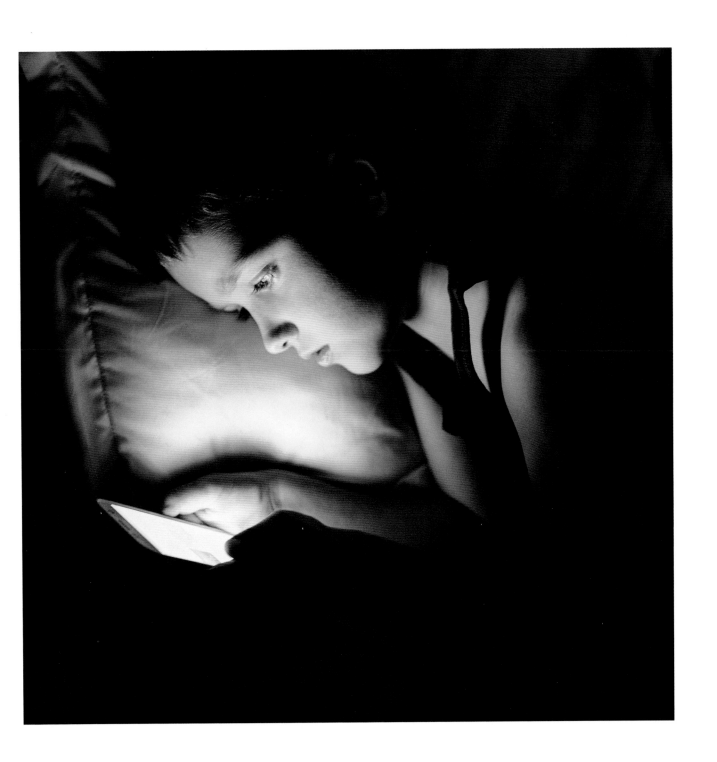

電子遊戲、購物、戀愛、網路……
依賴的對象各式各樣

說 起「引發依賴症讓人戒不掉的東西」，相信大家最先想到的就是酒類、香菸和非法藥物這三種。這些確實具有很高的依賴性，不過即使是「沒喝那麼多酒也不吸菸，當然更沒看過什麼興奮劑」的人，也很有可能罹患依賴症。

比如藥局會有的感冒藥，或醫院開的安眠藥就是如此。有些成藥或處方藥含有依賴性高的物質，經過長期服用就離不開它，還有可能因大量服用而致死。另外，在咖啡或相關飲料中的咖啡因，也是可能導致依賴症的物質之一。像這樣依賴某些物質（藥物）的症狀，稱為「物質依賴」（substance dependence）。

而依賴某件事的「行為」本身，稱為「行為依賴症」（過程依賴症）※。行為依賴症有各式

潛伏在生活四周的依賴症

這裡列舉了幾個依賴症的對象。雖然有些被認定是疾病，有些則不會，但是在「無法戒除而妨礙生活」這一點上，可說是一致的。

市售藥（處方藥）依賴症

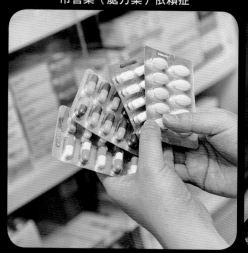

購物依賴症

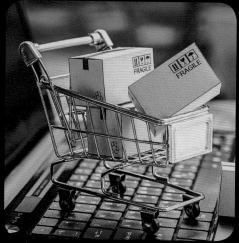

戀愛依賴症

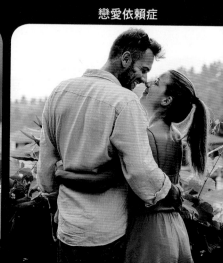

遊戲成癮

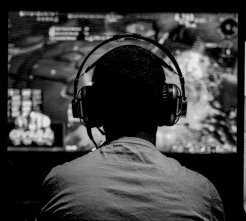

竊盜症

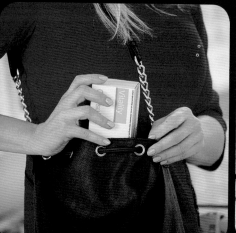

工作依賴症

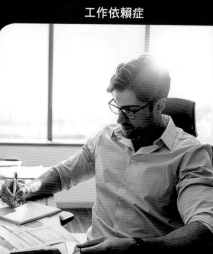

各樣的對象，包含購物、網路、工作、戀愛、電子遊戲、飲食、賭博、竊盜及自殘行為（self-destructive behavior）等。我們日常的行為，其實也有可能會成為依賴的對象。

網路成癮的兒童

根據2018年日本厚生勞動省的調查估計，日本約有4成的中學生（相當於台灣的國高中生），約250萬人罹患或潛伏病態的網路成癮症（internet addiction disorder）。再者，約有半數的學生表示成績在過度使用網路後退步。

然而，網路成癮症並不被認為是一種疾病。2018年世界衛生組織（WHO）發布的《國際疾病分類》第11版（International Classification of Diseases 11th Revision，ICD-11）當中，就未將網路成癮症和其他多種行為依賴症含括在內，未將其明確定義為疾病。

另一方面，《國際疾病分類》第11版則提出新方針，將遊戲成癮（gaming disorder，遊戲依賴症）視為疾病。假如「因遊戲而嚴重妨礙個人或家庭」的狀態持續12個月以上，就會診斷為遊戲成癮。

※：行為依賴症在學術上稱為「行為成癮」（behavioral addiction）或「成癮行為」（addictive behavior）。本書除非註釋說明，否則一律稱為「行為依賴症」。

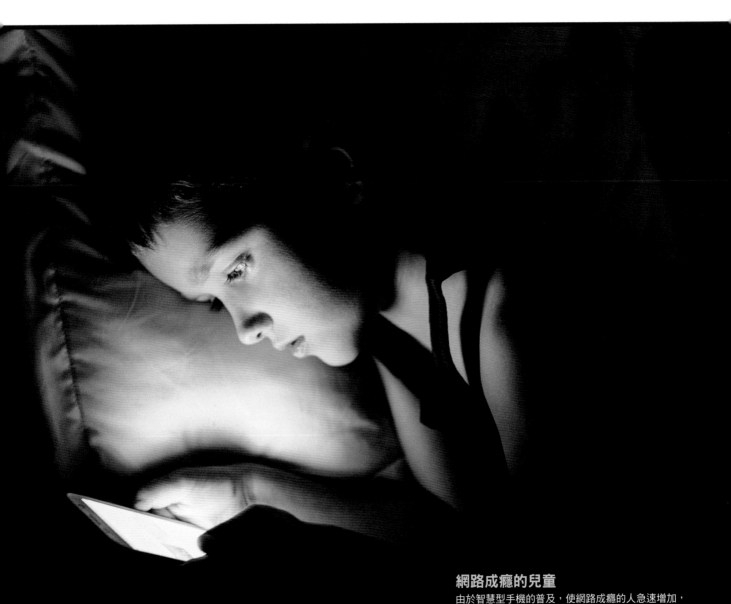

網路成癮的兒童
由於智慧型手機的普及，使網路成癮的人急速增加，成為全球性的問題。尤其是兒童更容易罹患依賴症，造成成績低落、睡眠不足、與朋友發生糾紛或其他不

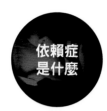
依賴逐漸發展到
戒不掉的三個階段

說起來，依賴症究竟是什麼樣的疾病呢？意指「想戒也戒不掉酒精或藥物等特定物質或做出重複行為」的狀態。

這是會因攝取依賴性物質或做出重複行為而惡化的疾病。

為何會有
依賴症呢？

舉例來說，「明明不是自己的錯，卻要承受客戶蠻不講理的怒氣。煩死人了，今天就去喝一杯吧！」相信有過這樣想法的人也不少。每個人緩和自己感受到的壓力或其他痛苦的方法不一樣。

除了借酒澆愁以外，或許也有人是透過服用排解焦慮的藥物，或用賭博、手機遊戲紓發壓力。

依賴症是從喘口氣或
轉換心情開始逐步惡化

剛開始只是為了喘口氣或轉換心情而開始接觸，卻反覆持續使用，使得腦迴路變化，即使想戒也戒不掉，這就是依賴症。另外，依賴症並不是醫學的用語。依賴酒精或藥物等代表性物質的稱為「使用疾患」（use disorder），遊戲成癮或其他強迫反覆行為則稱為「行為成癮」。

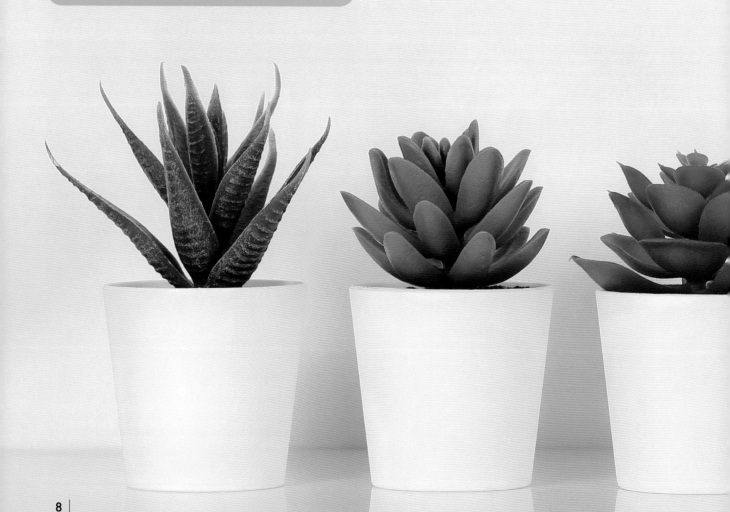

然而，剛開始為了抒發負面情緒而使用的物質或做出的行為，要是重複多次，就可能會想戒也戒不掉。

依賴症症狀惡化的三個階段

為什麼會戒不掉呢？第一階段是腦的迴路產生變化，進而想要用得更多、更久，於是腦就會渴望依賴性物質或行為。再者身體會出現耐受性（tolerance），為了獲得同樣的功效，就要增加使用的數量或次數。

第二階段是價值觀的變化，把飲酒或電子遊戲當成人生最重要的事情。生活會愈發混亂，延誤工作，無法遵守重要的約定，失去周圍的信賴。

第三階段是與周遭的人發生摩擦。擔心當事人罹患依賴症的家人或周遭的人，會對當事人說教或指責，使得孤立感愈益加深。

不過當事人也是想戒也戒不掉，即使有所自覺，也無法跟任何人商量。為了消除這種焦慮，就更會沉迷於酒或藥物之類的依賴物質、玩電子遊戲之類的依賴行為，於是就演變成戒不掉的依賴症。

DSM-5的診斷標準

美國精神醫學學會（American Psychiatric Association）發行的國際精神疾患診斷標準《精神疾病診斷與統計手冊》第5版（簡稱DSM-5），就將依賴症歸類為「物質相關及成癮障礙症」（substance-related and addictive disorders）。其中雖然包括賭博症（gambling disorder，本書稱為賭博依賴症），卻不包括電子遊戲、性愛、購物依賴症或其他行為成癮（行為依賴）。理由在於要認定電子遊戲或其他行為成癮為精神疾病的證據不足，僅收錄在「需進一步研究的狀況」的章節當中。

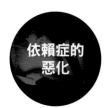

依賴症不只是當事人的問題
還會連累家人而讓問題惡化

依賴症惡化後會發生什麼事呢？依賴症的特徵在於不只是當事人的問題，還會連累家人，讓問題惡化。

剛開始是想要消弭壓力，開始以輕鬆的心態喝酒，或是為了祛除焦慮或失眠，而攝取咖啡因或安眠藥。

同樣的，也有人是為了排解焦慮或煩惱，而試圖藉由購物、玩電子遊戲或賭博的行為轉換心情。這時，喝酒或玩電子遊戲的行為充其量只是消除壓力的一環，隨時都能自行戒掉。

固著形成
依賴的習慣

不過，以上行為會逐漸習以為

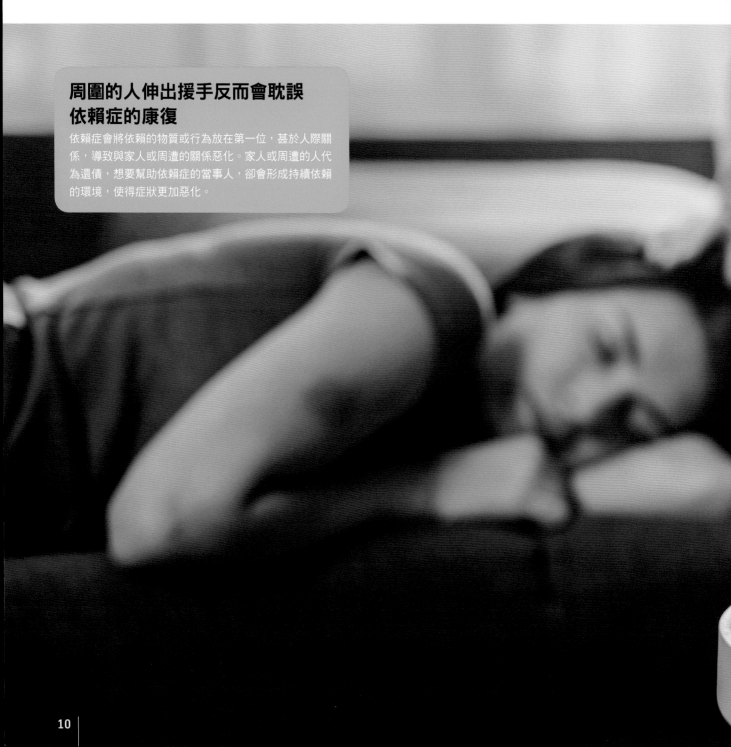

周圍的人伸出援手反而會耽誤
依賴症的康復

依賴症會將依賴的物質或行為放在第一位，甚於人際關係，導致與家人或周遭的關係惡化。家人或周遭的人代為還債，想要幫助依賴症的當事人，卻會形成持續依賴的環境，使得症狀更加惡化。

常，固著形成依賴的習慣。

工作結束之後總會順便走到酒館，在固定的時間或時機喝酒。

這段期間內，心情會變得舒暢且愉快，以至於即使在工作中也只想著喝酒的事。

在依賴症的早期階段，無法喝酒或玩電子遊戲就會焦躁不安。將時間或金錢浪費在這上面，日常生活的平衡開始崩潰。這時與家人、朋友、工作夥伴和其他周遭的人之關係就會變得淡薄，無法扮演自己的角色。

依賴症不只會危害自己還會連累家人

假如依賴症的狀態變本加厲，問題就會波及到周圍。周圍的人試圖阻止依賴症惡化，當事人卻以謊言、怒罵或暴力相向。家人則會試圖隱瞞問題，或時時為了想方設法而逐漸疲於奔命。

另一方面，當事人無故缺勤或借貸之類的金錢問題也會浮上檯面，逐漸走上失業、離婚等，其他社交生活終至破滅一途。

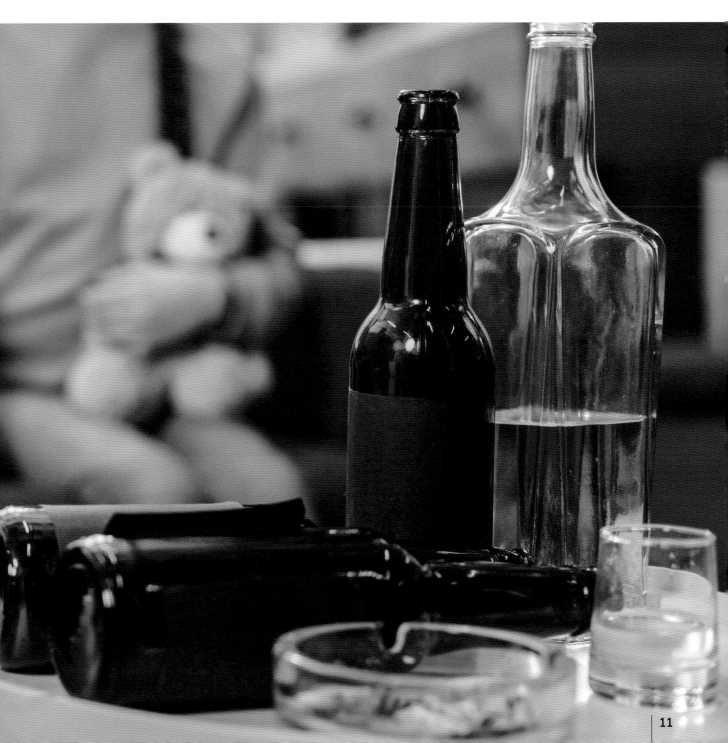

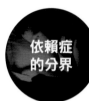

「再一下下就好」
著迷和依賴症的分界是？

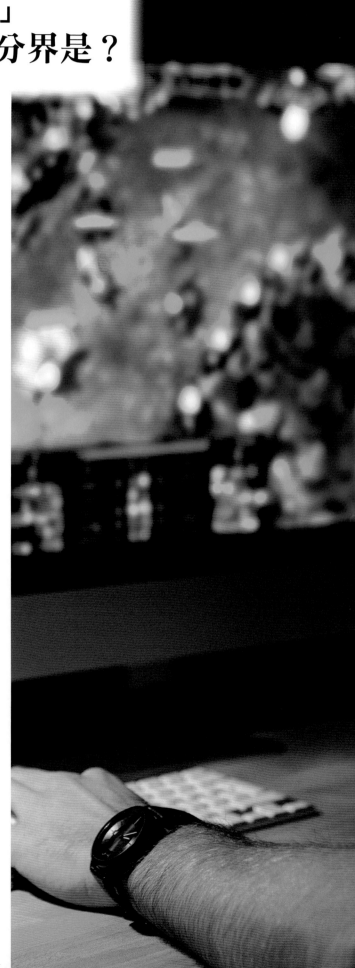

每天長時間跑步的人，連續好幾天玩電子遊戲到深夜的人，不管在哪裡都持續操作手機的人，任何人都會著迷於某件事物，覺得「再一下下就好」。那麼，每個人的「戒不掉」，到哪裡為止只是單純的著迷，從哪裡開始是依賴症呢？

日本國立精神暨神經醫療研究中心的松本俊彥博士，專門研究以藥物依賴為主的依賴症。他表示：「超越那條線之後，依賴症的分界就不明確了。往往要依據妨礙當事人生活的程度，判斷是否應該進行治療。」換句話說，無法戒掉電子遊戲而頻繁向公司或學校請假，過於沉迷賭博而欠下高額債務，類似這樣嚴重妨礙社交生活時，就很可能罹患了依賴症。

不過，就像大富翁一再豪賭也不會背負債務一樣，是否被判定為依賴症，也因當事人的社會狀況而異。假如擔心自己有依賴症時，最好前往醫院接受專科醫生的檢查。

「事情的輕重緩急」
會大幅變化

得了依賴症之後，當事人對事情的「輕重緩急」會有所改變。罹患依賴症前，依序排列自己心目中的輕重緩急時，幾乎都會把家人、將來的夢想、健康或其他重要的事情放在依賴對象之上。然而在得到依賴症後，依賴對象就會壓倒性地躍升第一名，拋下家人或健康什麼的不管。

依賴症患者無法控制自己不去使用依賴性物質或做出依賴性行為（控制疾患）。假如發現「輕重緩急」出現異常，這種「戒不掉」的現象搞不好就是依賴症。

或生活過重要

戒不掉喜歡的事情，嚴重妨礙社交生活時，
就可能是依賴症。

遊戲成癮的診斷標準
（ICD-11）

1・無法克制持續玩電子遊戲的時間或
　頻率。
2・電子遊戲優先於其他生活上關注的
　事情或日常行為。
3・即使發生問題也持續玩電子遊戲或
　更加沉迷。
4・因為電子遊戲而嚴重妨礙個人、家
　庭、學業和工作等。

假如這些狀態持續12個月以上，就會診
斷為遊戲成癮。

輕重緩急的變化（遊戲成癮的情況）

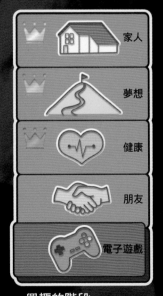

興趣的階段
・紓解壓力。
・沒有妨礙到生活。

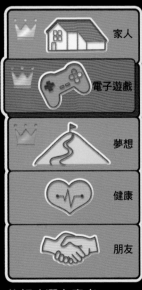

依賴症潛在患者
・幾乎可以自行克制。
・偶爾會妨礙到日常生活。

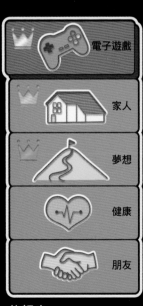

依賴症
・整天只想著依賴對象。
・浪費時間或金錢。

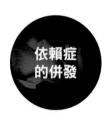

有時各種依賴症
會交疊

disorder）或自殘行為了。」

依賴症不斷反覆
發作的原因

有時不只多個依賴症會交疊在一起，還會相繼併發物質依賴和行為依賴的症狀。

松本博士表示：「這種案例以女性居多，比如酒精依賴症發作，症狀平息後換購物依賴症發作，當症狀平息後，就變成屬於行為依賴的飲食障礙（eating

關於依賴症相繼發作的原因，松本博士分析道，是由於精神上的痛苦無法用言語傳達給別人，藉由喝酒、購物、食物或自殘行

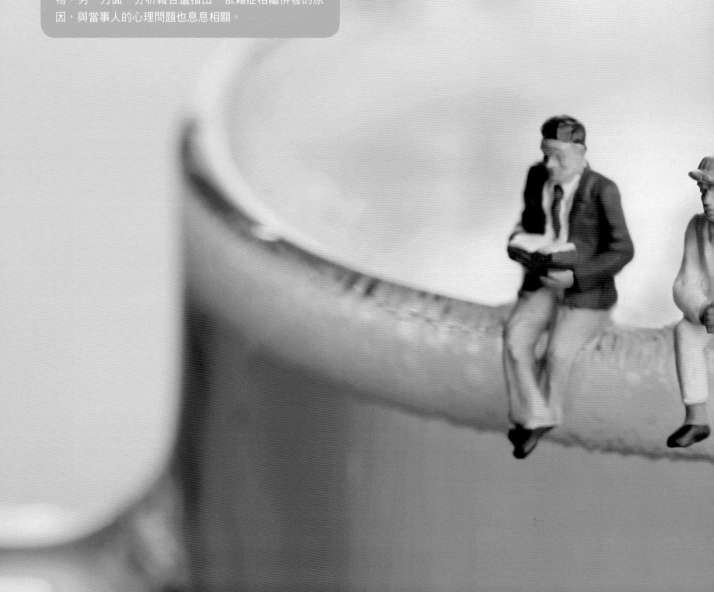

交疊在一起的依賴症

美國估計約有2000萬人罹患除了藥物以外的複合依賴症。這是因為他們會以攝取酒精代替難以取得的管制藥物。另一方面，分析報告還指出，依賴症相繼併發的原因，與當事人的心理問題也息息相關。

為等方式先消愁再說，就連自己也沒有察覺到這樣的行為有什麼不對。

以其他物質代用就形成該物質的依賴症

有假說認為一旦罹患依賴症後，人腦中的獎賞系統（reward system）就會記住這件事，形成複合依賴症。

美國罹患複合依賴症的人估計約有2000萬人。

其中尤其以物質依賴居多，不乏酒精和非法藥物依賴症併發的案例。雖然非法藥物不容易弄到手，酒精卻隨時隨地都可以取得。假如以攝取酒精來代替非法藥物，不久後也會罹患酒精依賴（alcohol dependence）。依賴症患者就是在這樣的誘因下罹患複合依賴症。

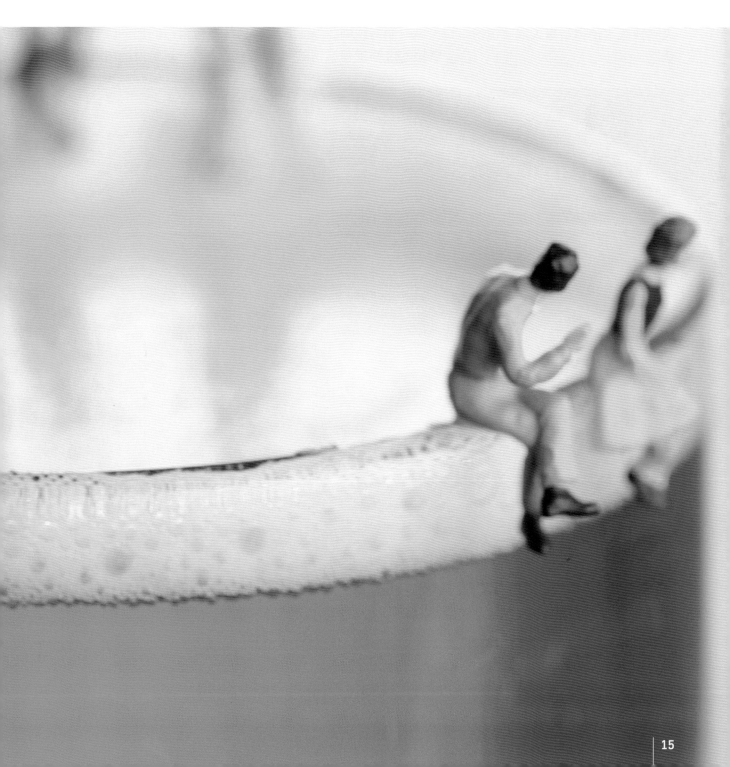

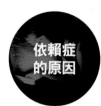
為什麼我們
會罹患依賴症？

人為什麼會罹患依賴症呢？關於這一點有各式各樣的說法。

有個假說認為「快感」就是得到依賴症的原因。酒精、藥物或是其他能轉換心情的物質會帶給人腦快感，使得當事人渴望這份快感。

然而，飲酒的人不見得都會罹患酒精依賴症。

人類是馬上就會厭倦快感的動物。儘管如此，為什麼還是會不停攝取這種物質呢？單憑快感無法說明這些現象。

另一個假說則認為，凡事容易依賴的性格是會遺傳的。

然而，罹患依賴症的人，並不是遇到每個能夠轉換心情的物質或行為，就什麼都好。

松本博士補充：「藥物依賴症患者當中，有不少人是用過好幾種藥物，最後好不容易才找到適合自己的那一款。而且該藥物也不一定是自己用過的當中依賴性

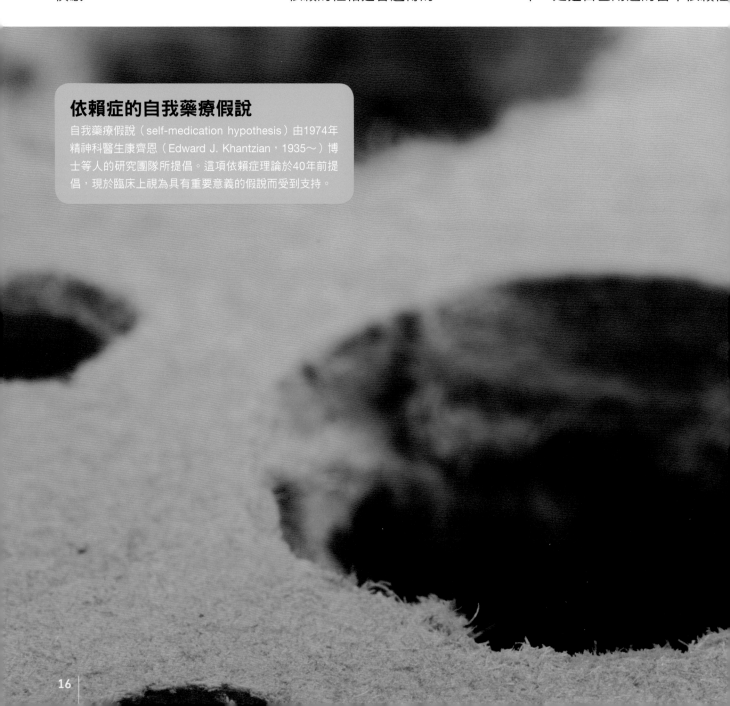

依賴症的自我藥療假說

自我藥療假說（self-medication hypothesis）由1974年精神科醫生康齊恩（Edward J. Khantzian，1935～）博士等人的研究團隊所提倡。這項依賴症理論於40等前提倡，現於臨床上視為具有重要意義的假說而受到支持。

最高的。」

這印證了引發依賴症的原因並非凡事容易依賴的性格。

依賴持續下去的真正原因是什麼？

「自我藥療假說」在依賴症的臨床上獲得廣大的支持。以往認為依賴性物質或行為會帶來快感或高昂的情緒，稱為正增強（positive reinforcement），這會形成動機，引發依賴症。

但是在仔細觀察依賴症患者之後就會發現，當事人是為了緩和感受到的痛苦，也就是負增強（negative reinforcement），才會依賴某些東西。因此，飲食障礙或自殘這種自我毀滅的行動，有些是為了要緩和痛苦。

因為這樣而來的依賴症，就算藉由治療暫時康復，但只要在日常生活中感到困難或痛苦，也可能會再度罹患依賴症。

將自己背負的「生活辛酸」向他人傾訴，這不僅能夠預防依賴症，也是從依賴症康復的方法。

🪐

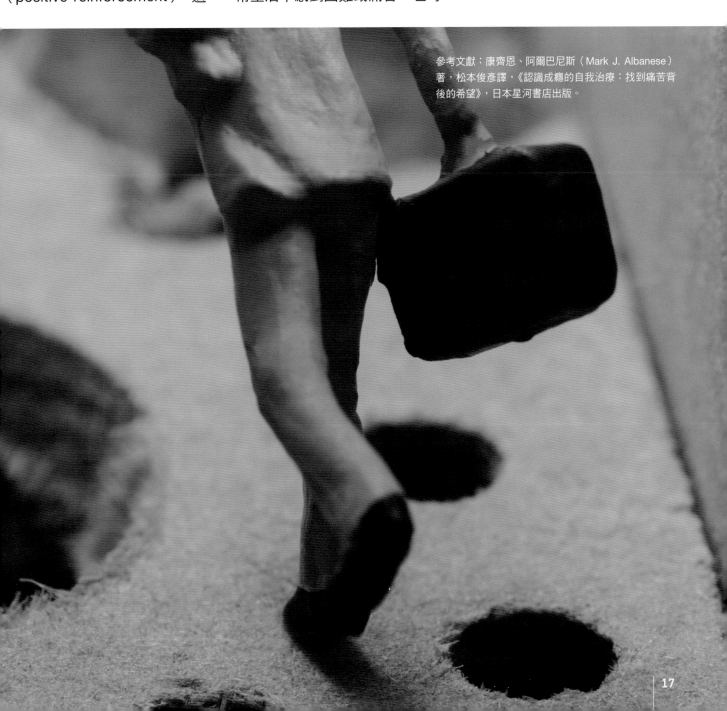

參考文獻：康齊恩、阿爾巴尼斯（Mark J. Albanese）著，松本俊彥譯，《認識成癮的自我治療：找到痛苦背後的希望》，日本星河書店出版。

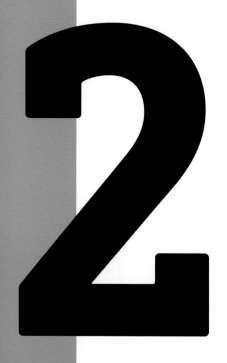

物質依賴症

依賴症大致可分為物質依賴症和行為依賴症（行為成癮）這兩種。這一章將會說明物質依賴症，這是指無法停止攝取酒精、大麻、古柯鹼及其他非法藥物，或是攝取咖啡因、鎮靜劑、安眠藥及其他一般藥物的狀態。為什麼無法戒除依賴狀態呢？本章將會探討其機制和原因。

協助　松本俊彦

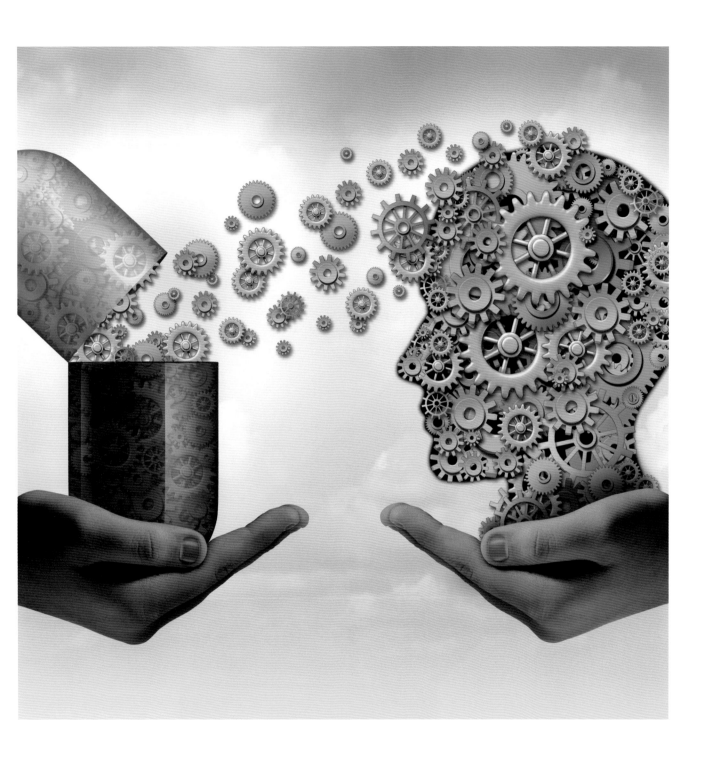

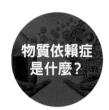

即使自己遭遇困境，
也想要持續攝取依賴性物質

美國精神醫學學會彙編的 DSM-5，將物質依賴歸類為「物質相關及成癮障礙症」。

DSM-5列出的藥物多達10種，包含酒精、咖啡因、大麻、迷幻藥、類鴉片（opioid）、鎮定劑、安眠藥、吸入劑（inhalant）、抗焦慮劑及精神刺激劑。

因為攝取藥物而出現的障礙

另外，DSM-5不用物質依賴症這個詞，而是稱為「物質使用疾患」（substance use disorder）。

原因在於手冊的焦點不只放在身體持續索求依賴性物質上，還著重在使用物質後，對生活產生的各種問題。

現在我們以酒精為例來說明。

持續使用某種物質之後，就會發生用量問題。明明剛開始的時

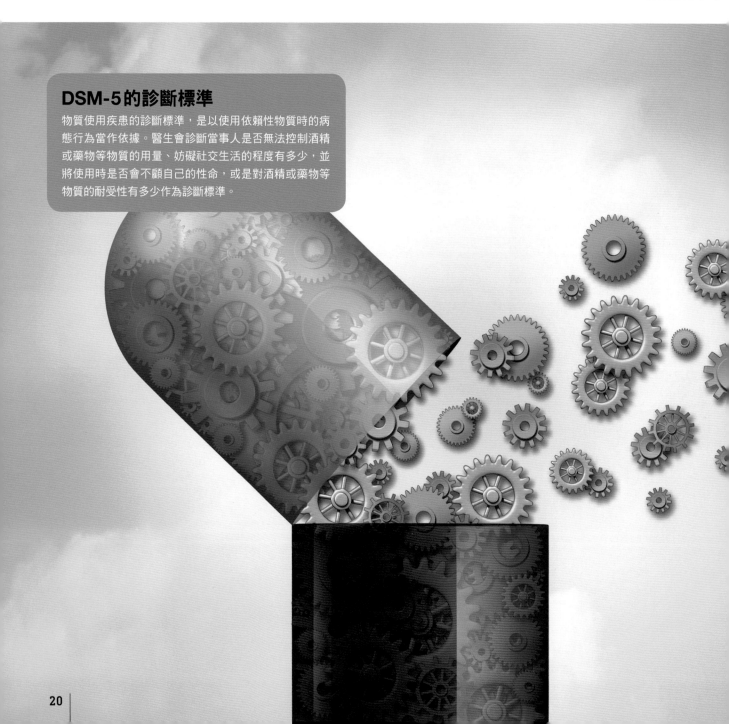

DSM-5的診斷標準

物質使用疾患的診斷標準，是以使用依賴性物質時的病態行為當作依據。醫生會診斷當事人是否無法控制酒精或藥物等物質的用量、妨礙社交生活的程度有多少，並將使用時是否會不顧自己的性命，或是對酒精或藥物等物質的耐受性有多少作為診斷標準。

候，晚上就只是喝一杯啤酒，後來飲酒量卻逐漸增加，以至於無法自行調節。

使用時間也會出問題。只要喝了酒，就會一直喝到早上，浪費很多時間，所有的日常活動都繞著酒打轉。

再者，要是惡化為重症，想要喝酒的強烈慾望就會顯露出來，持續整天，完全無法思考其他事情。這種狀態稱為「渴想」。目前已知渴想狀態與腦獎賞系統的活性化有關。

物質依賴症是即使在身陷困境仍舊持續使用藥物

假如用量和使用時間的問題持續下去，工作、家事或其他日常生活就會受到影響。

要是依賴症更進一步惡化，有時也會妨礙到人際關係，或是被公司開除。

有時會因為一再喝酒而漸漸地家庭破碎，不再有家庭聚會或滿足嗜好的活動。然而，即使演變成這種狀況，當事人也多半不會停止喝酒。

儘管在度過這種日常生活的過程中發生各種問題，卻無法停止攝取物質，這種狀況稱為物質依賴症。

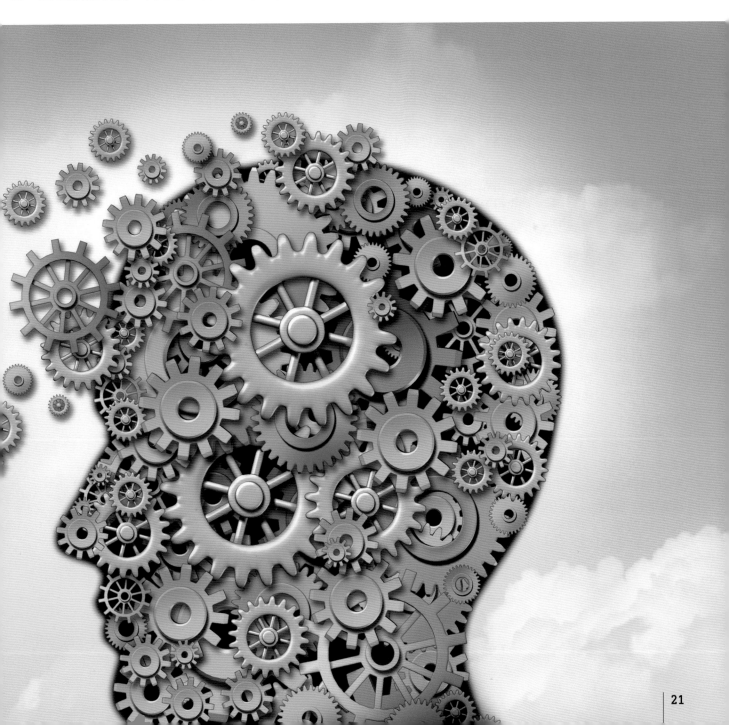

作用於腦部
獎賞系統的物質

人會依賴什麼事物，與腦部的神經迴路「獎賞系統」息息相關。獎賞系統是帶給人快感（喜悅）的神經迴路。比如努力用功讀書在考試中拿高分，獲得父母或朋友的稱讚後，獎賞系統的神經細胞（神經元，neuron）就會互相交換神經傳導物質「多巴胺」（dopamine），最後就會體驗到快感。腦就「學習」到將用功讀書和快感結合起來，讓人想要再次用功。

攝取會引發依賴症的藥物時，將迫使獎賞系統興奮，即使沒有努力也能獲得快感。於是學習將藥物和快感結合起來，讓人想要再次攝取藥物。而在反覆攝取藥物的過程中，這次腦就會「習慣」快感，沒攝取時就會感到強烈的不適，常常想著藥物的事情。

即使是類似賭博或玩電子遊戲這種能輕鬆獲得成就感（釋放多巴胺）的行為，也同樣有可能透過獎賞系統學習，引發依賴狀態。

強化多巴胺作用的藥物
大致可分為2種

引發依賴症的藥物主要可分為古柯鹼或尼古丁之類的「中樞神經興奮劑」（通稱：興奮劑），以及酒精或海洛因之類的「中樞神經抑制劑」（通稱：抑制劑），相異點在於這些藥物作用於獎賞系統的哪個神經細胞。中樞神經興奮劑會直接作用於分泌多巴胺的神經細胞，增加多巴胺附著在多巴胺受體（dopamine receptor）上的數量；中樞神經抑制劑則是抑制其他神經細胞的功能，讓這些神經細胞不再抑制和「鎖住」多巴胺的釋放，間接增加多巴胺的釋放量。

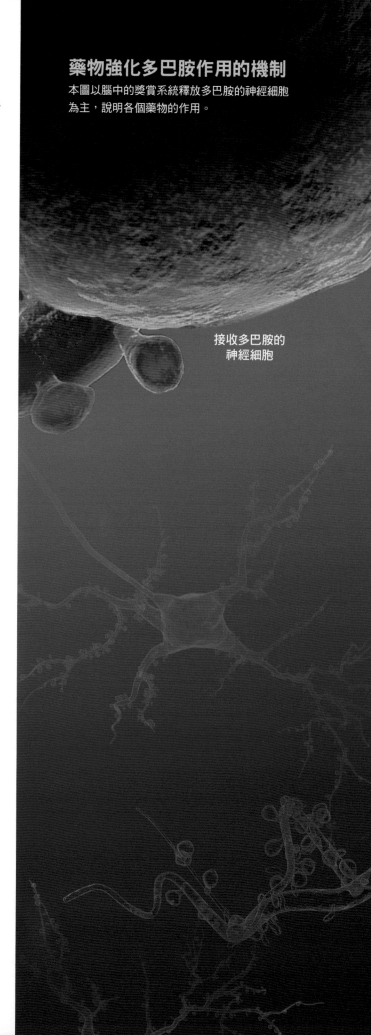

藥物強化多巴胺作用的機制

本圖以腦中的獎賞系統釋放多巴胺的神經細胞為主，說明各個藥物的作用。

接收多巴胺的
神經細胞

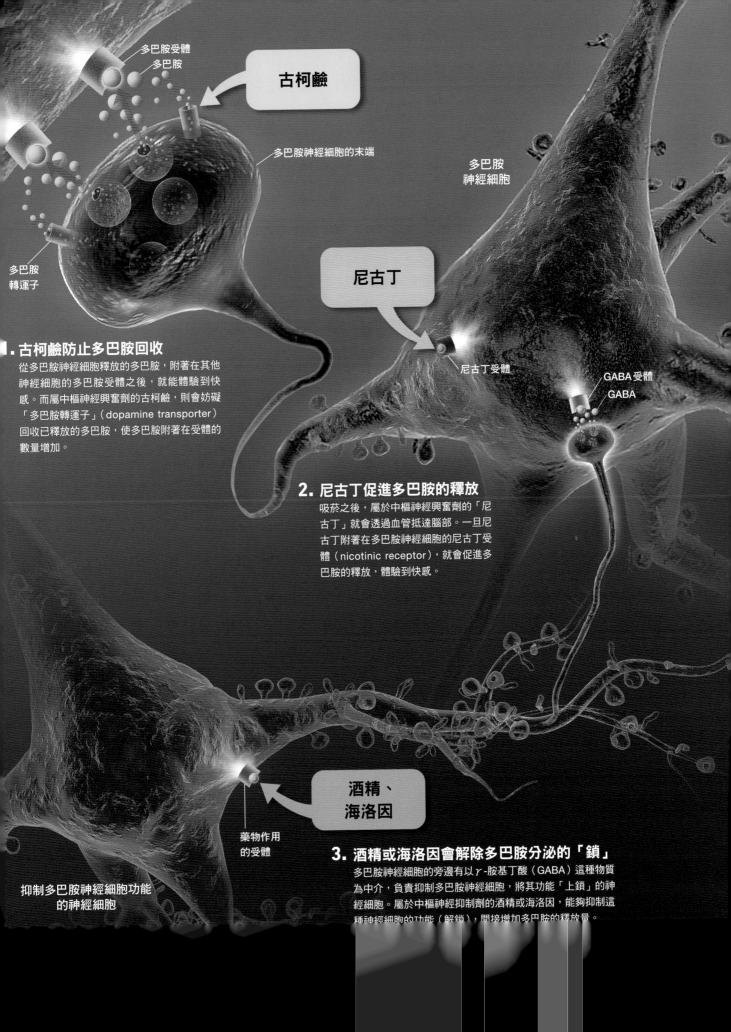

多巴胺受體
多巴胺

古柯鹼

多巴胺神經細胞的末端

多巴胺
神經細胞

多巴胺
轉運子

尼古丁

尼古丁受體

GABA 受體
GABA

1. 古柯鹼防止多巴胺回收

從多巴胺神經細胞釋放的多巴胺，附著在其他
神經細胞的多巴胺受體之後，就能體驗到快
感。而屬中樞神經興奮劑的古柯鹼，則會妨礙
「多巴胺轉運子」（dopamine transporter）
回收已釋放的多巴胺，使多巴胺附著在受體的
數量增加。

2. 尼古丁促進多巴胺的釋放

吸菸之後，屬於中樞神經興奮劑的「尼
古丁」就會透過血管抵達腦部。一旦尼
古丁附著在多巴胺神經細胞的尼古丁受
體（nicotinic receptor），就會促進多
巴胺的釋放，體驗到快感。

酒精、
海洛因

藥物作用
的受體

抑制多巴胺神經細胞功能
的神經細胞

3. 酒精或海洛因會解除多巴胺分泌的「鎖」

多巴胺神經細胞的旁邊有以 γ-胺基丁酸（GABA）這種物質
為中介，負責抑制多巴胺神經細胞，將其功能「上鎖」的神
經細胞。屬於中樞神經抑制劑的酒精或海洛因，能夠抑制這
種神經細胞的功能（解鎖），間接增加多巴胺的釋放量。

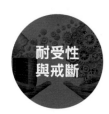

耐受性與戒斷不斷反覆以變得需要更強的藥物

有些經常喝酒的人,可能會覺得自己最近酒量變好了,以前的酒量沒辦法喝得這麼痛快。

其實這種狀態有可能是因為「耐受性」(tolerance)的關係。我們的腦中有種神經迴路稱為中樞神經系統(central nervous system),特性是會適應來自外界的影響,試圖將酒精的效果維持在一定,就和攝取藥物時一樣。

因此,要是持續攝取藥物刺激或抑制中樞神經系統,就會需要更多更強的藥物,來獲得與以前同樣的效果。這種狀態即稱為耐受性。

覺得懊惱或有氣無力

假如平常就會攝取藥物,形成強烈的耐受性,無法攝取藥物時就會出現強大的反作用。中樞神經系統的平衡會嚴重崩潰,難以

生理依賴無法扭轉

腦內的獎賞系統會學習記憶中嘗過一次的快感行動,儲存在腦中,留下印象。而對於「說不定能把藥物弄到手」的期待,也會釋放多巴胺讓人興奮,控制我們的身心。一旦形成生理依賴,藥物依賴就無法完全根治,但即使罹患依賴症也可以康復。這一點將在最後一章介紹。

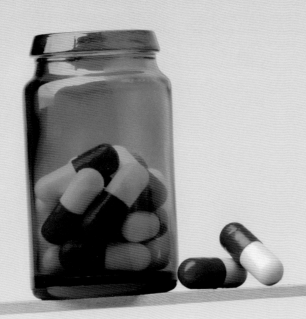

自行調整，接著就會出現病態的行為症狀。

現在就以酒精之類的中樞神經抑制劑為例。要是無法攝取酒精的狀態持續下去，腦內的獎賞系統就會處於亢奮狀態，變得懊惱或易怒，有時還會睡不著或手部發抖。

另一方面，假如平常就會攝取咖啡因之類的中樞神經興奮劑，一旦無法攝取，腦內的獎賞系統則會暫時處於一種虛脫或疲憊的狀態。有些人會精神恍惚，想要睡覺，有些人則會每天有氣無力，持續好一段時間。

體質因耐受性和戒斷而變化的身體依賴

上述狀態稱為「戒斷」（withdrawal）。而在形成耐受性和戒斷後，體質出現變化，稱為「生理依賴」（physical dependence）。另外，有些人會因為屢次形成生理依賴的狀態，便判斷這就是依賴症。

但是這種判斷並不正確。的確，戒斷引起的不適會讓人難以捨棄藥物，促使當事人用得更多。不過，根據藥物的種類不同，目前還不清楚戒斷等其他生理依賴症狀是什麼。就算出現類似的戒斷症狀，也不能馬上斷言這就是依賴症。

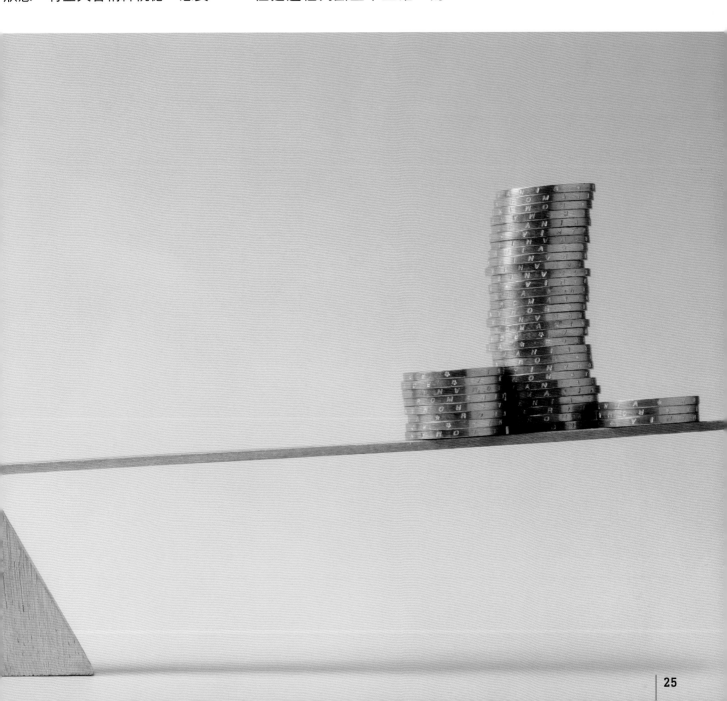

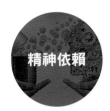

精神依賴

為什麼會發生渴想狀態 迫使自己索求依賴的物質？

再使用某種藥物，養成習慣後，就會逐漸形成「單憑現在的量還不夠」、「沒有這種藥物就不行」的狀態。藥物的存在感會在心中逐漸擴大，進而出現對於藥物的渴望或慾求，這種症狀就稱之為「精神依賴」或「心理依賴」（psychological dependence）。

一旦自己建立了精神依賴，日常生活的行為就會出現變化，像是為了將藥物弄到手而拚命四處尋找，或是為了購買，連危險的地方都願意涉足。

另外，即使想要戒除藥物，但

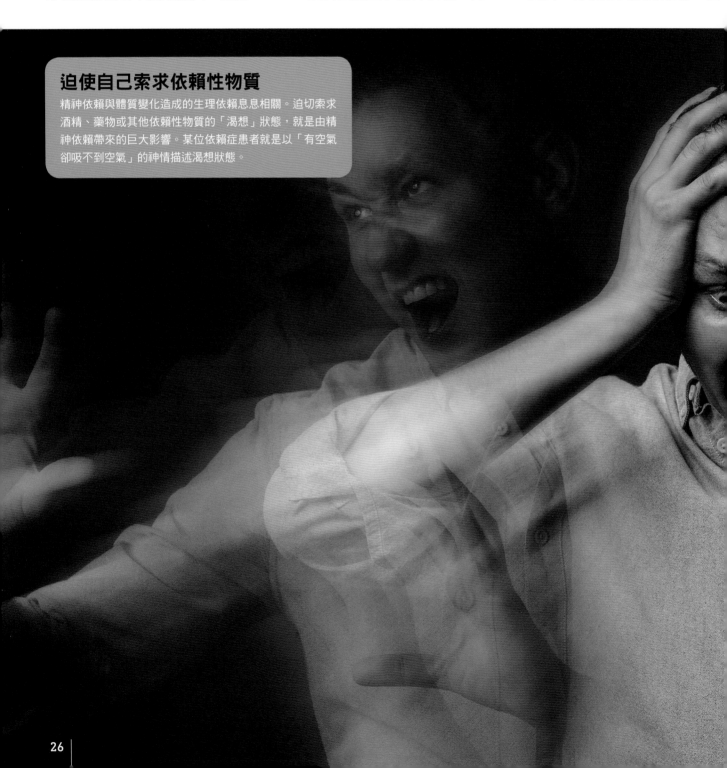

迫使自己索求依賴性物質

精神依賴與體質變化造成的生理依賴息息相關。迫切索求酒精、藥物或其他依賴性物質的「渴想」狀態，就是由精神依賴帶來的巨大影響。某位依賴症患者就是以「有空氣卻吸不到空氣」的神情描述渴想狀態。

沒過一陣子又會開始渴望藥物，這種狀態也是精神依賴的特徵。自己內心也會找各式各樣的理由持續攝取藥物。

再者，精神依賴是在當事人幾乎沒意識到的狀態下發生，往往回過神來，才發現自己的生活變成以藥物為中心。

留意自己價值觀的順序變化

這種變化會呈現在「自身事務的輕重緩急」上，第1章也稍微介紹過。以往自己心目中重視的事情有家人、情人、朋友、工作、財產、健康或夢想等，如今藥物則凌駕其上。而且還會為了持續使用藥物，尋找符合這種生活方式的情人或朋友。另外，選擇工作的方式也會出現變化。為了將藥物弄到手，就會選擇可以快速賺錢的工作。

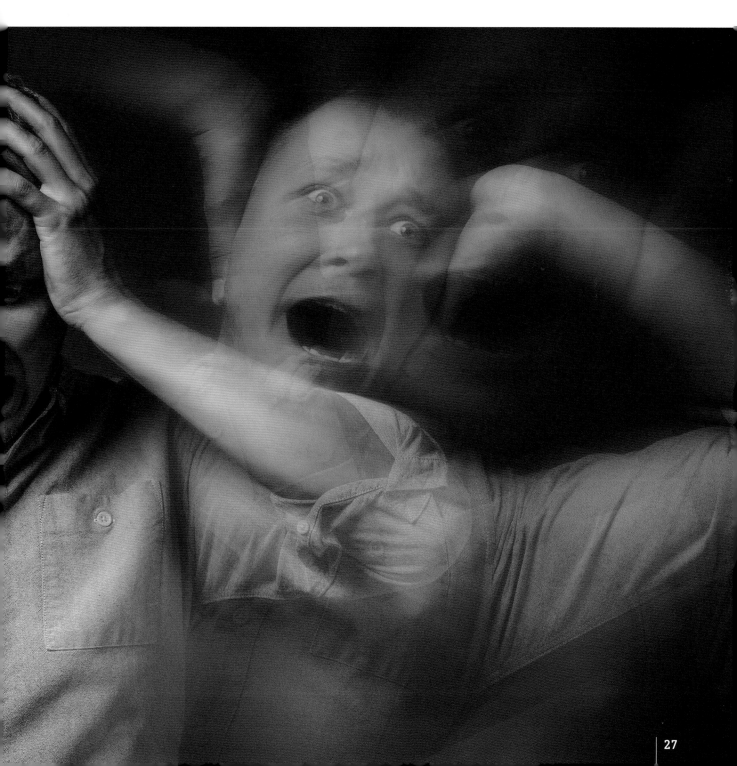

藥物依賴症

引發依賴症的藥物大致可分為三種

藥物依賴症因作用在中樞神經的藥物而起，症狀是即使在日常生活中出現困難，也會持續使用。

藥物可依照對腦的作用，分為中樞神經抑制劑、中樞神經興奮劑及迷幻劑這三種。

中樞神經抑制劑俗稱為「抑制劑」。

這種藥物能夠抑制腦的功能，減低清醒程度，例如嗎啡或海洛因之類的類鴉片（麻醉性止痛劑）。大麻雖然會因大麻草的種類或部位而多少有些不同，但多半屬於這一類。酒精、安眠藥或抗焦慮劑等產品也涵蓋在這類藥物中。

興奮劑具有讓中樞神經興奮的作用

中樞神經興奮劑俗稱「興奮劑」。這種藥物能激發腦功能的活性，提高清醒程度。歸類在這一型的藥物，以列為非法藥物的

藥物濫用篩檢量表（DAST-20）中文版

注意事項：這裡所謂的「使用藥物」指以下1～3任一種情況，與使用次數無關。
1. 使用非法藥物，如大麻、有機溶劑、興奮劑、古柯鹼、海洛因、LSD等。
2. 使用危險藥物，如藥草、藥液、藥粉等。
3. 以濫用目的不當使用處方藥或市售成藥（如過量攝取等）。

過去12個月內符合的項目請畫○。　　　　　　　　　　　　　符合的項目請畫○

(1) 你是否曾在非醫療（治療）原因而使用藥物？	是	否
(2) 你是否曾不當使用處方藥物（如經醫師開立處方才能使用的藥物）	是	否
(3) 你是否曾一次使用兩種以上的藥物？	是	否
(4) 你能否在一星期內不使用藥物？	是	否
(5) 你能否在想要停止使用藥物時即隨時停藥？	是	否
(6) 你是否曾喪失意識或產生幻覺？	是	否
(7) 你是否對使用藥物感到後悔或罪惡感？	是	否
(8) 你的配偶或父母是否曾抱怨你使用藥物？	是	否
(9) 你是否曾因為使用藥物，造成你與配偶或父母之間的問題？	是	否
(10) 你是否曾因為使用藥物而失去朋友？	是	否
(11) 你是否曾因為使用藥物而忽略家人？	是	否
(12) 你是否曾因為使用藥物而在工作（或學業）上出問題？	是	否
(13) 你是否曾因為使用藥物而失去工作？	是	否
(14) 你是否曾在受到藥物影響時與人吵架或打架？	是	否
(15) 你是否曾為了取得藥物而從事非法活動？	是	否
(16) 你是否曾因為持有非法藥物而遭到逮捕？	是	否
(17) 你是否曾在停止使用藥物時出現戒斷症狀（心情不好、焦躁難耐）？	是	否
(18) 你是否曾在使用藥物之後出現健康上的問題（例如失憶、肝炎、痙攣、出血等）？	是	否
(19) 你是否曾為了解決藥物問題而求助於人？	是	否
(20) 你是否曾針對使用藥物而接受治療方案？	是	否

藥物濫用篩選量表（DAST-20）

左邊的檢核表為測量藥物濫用和依賴嚴重程度的篩選量表。不但能測出濫用非法藥物或依賴嚴重度，也可以測出是否過量攝取抗焦慮劑等處方藥或市售成藥。

興奮劑（安非他命、甲基安非他命）和古柯鹼為代表。

另外，像麻黃鹼（ephedrine）雖然當作醫藥品使用，但因為被用作興奮劑的材料而受到一定管制，也歸類在這種藥物之中。還有，派醋甲酯（methylpheni-date，商品名：利他能）這種藥物也包含在內。這些藥物會用來改善猝睡症（narcolepsy）或注意力缺失過動疾患（attention-deficit hyperactivity disorder，

ADHD）的症狀。派醋甲酯類似非法興奮劑，具有中樞神經興奮劑的作用，醫師開立處方時會有各種限制。

改變知覺的迷幻劑

迷幻劑這種藥物會給中樞神經系統帶來質的影響，例如影響五感、改變知覺等。服用後會清楚聽見聲音像是從周圍浮現，能夠分辨音色是否美妙，觸覺也會變

得敏感，提高性愛的感官刺激。

部分的危險藥物會歸類在這一型中，包括LSD（俗稱搖腳丸）、MDMA（俗稱搖頭丸）、5-Meo-DIPT（俗稱火狐狸）或迷幻蘑菇（magic mushroom）。

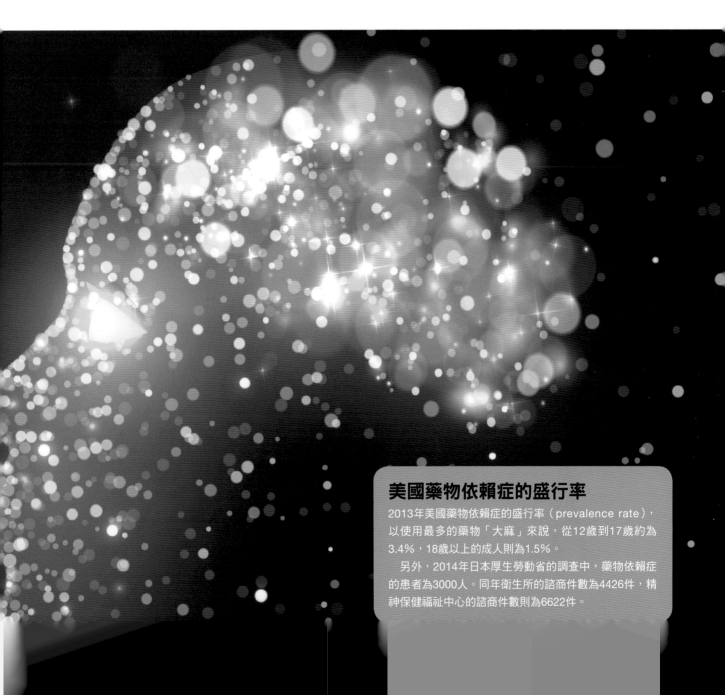

美國藥物依賴症的盛行率

2013年美國藥物依賴症的盛行率（prevalence rate），以使用最多的藥物「大麻」來說，從12歲到17歲約為3.4％，18歲以上的成人則為1.5％。

另外，2014年日本厚生勞動省的調查中，藥物依賴症的患者為3000人。同年衛生所的諮商件數為4426件，精神保健福祉中心的諮商件數則為6622件。

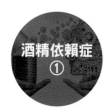

酒精依賴症①

為什麼無法脫離酗酒的生活？

酒精依賴症是乙醇這種藥物所引發的依賴症。

DSM-5將酒精依賴症稱為「酒精使用疾患」（alcohol use disorder），指的是無法調整酒類的使用量或使用時間，妨礙到日常生活卻又戒不掉而持續飲酒的狀態。

原因在於想要擺脫不適的戒斷症狀

那麼，為什麼酗酒的狀態會戒不掉呢？DSM-5指出酒精使用疾患與戒斷症狀息息相關。假如長時間大量飲酒，4～12小時之後，體內酒精量就會減少，開始出現戒斷症狀的徵兆。

酒精戒斷症狀多半強烈，讓人

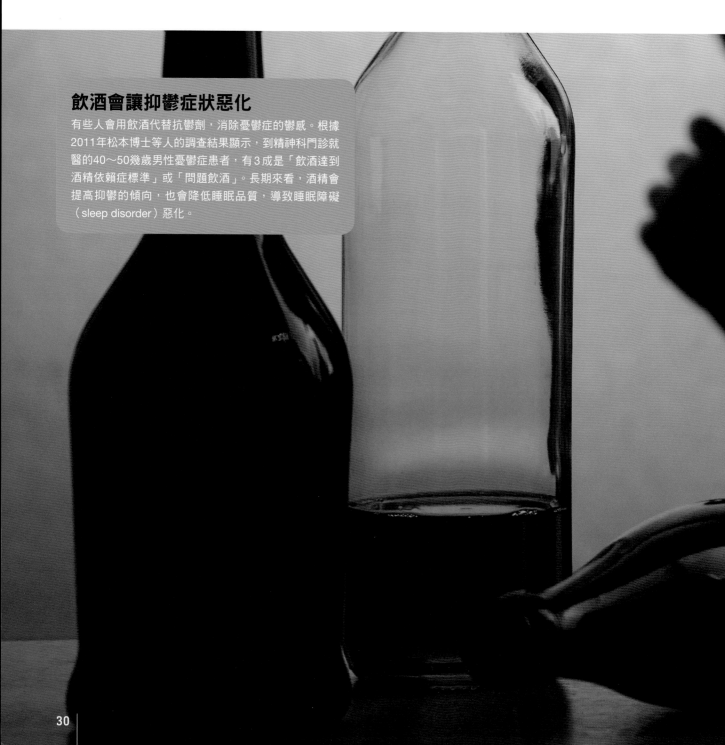

飲酒會讓抑鬱症狀惡化

有些人會用飲酒代替抗鬱劑，消除憂鬱症的鬱感。根據2011年松本博士等人的調查結果顯示，到精神科門診就醫的40～50幾歲男性憂鬱症患者，有3成是「飲酒達到酒精依賴症標準」或「問題飲酒」。長期來看，酒精會提高抑鬱的傾向，也會降低睡眠品質，導致睡眠障礙（sleep disorder）惡化。

非常不適，像是會懊惱、易怒或失眠。這時要是面臨到困難或痛苦，就會求助於酒精。

攝取大量的酒精令人身心俱疲

攝取大量酒精的酒精依賴症，也會帶給身體巨大的影響。像是肝臟疼痛、肝炎、肝硬化、胰臟炎、消化系統癌症或糖尿病等，影響涉及體內多處。

然而，即使身體正在不斷耗損，酒精依賴症患者也會因為想要逃脫眼前的困難或痛苦，而持續喝酒。

再者，酒類多半可以隨時隨地輕易買到，要是沒能取得其他依賴性藥物（例如古柯鹼、海洛因、安眠藥或鎮定劑），就會使用酒精作為替代品。

原本就因其他藥物而罹患依賴症的人攝取酒精之後，有時便會患上複合依賴症。

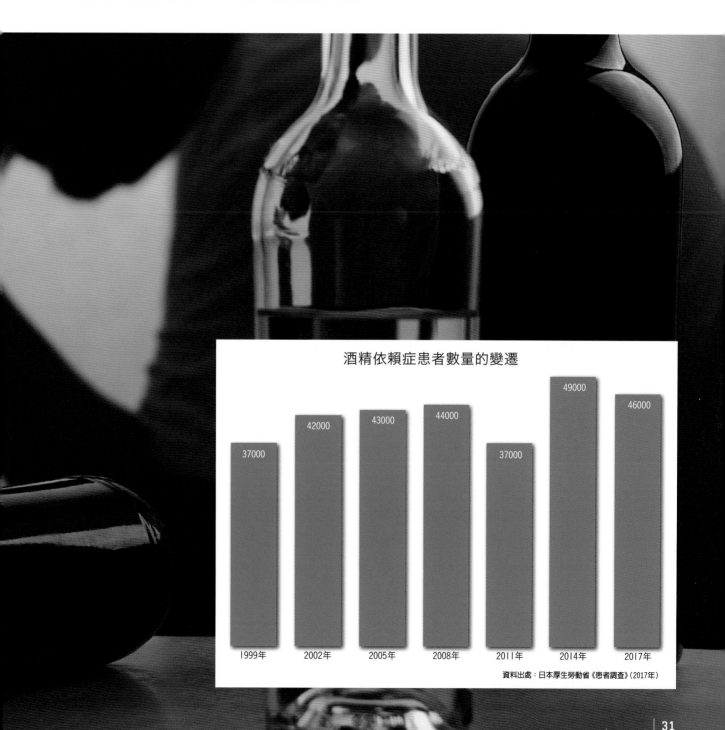

酒精依賴症患者數量的變遷

1999年	2002年	2005年	2008年	2011年	2014年	2017年
37000	42000	43000	44000	37000	49000	46000

資料出處：日本厚生勞動省《患者調查》(2017年)

31

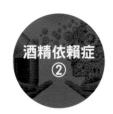

酒精依賴症的盛行率
男性1.9%，女性0.3%

據 2013年改版的《DSM-5》指出，美國18歲以上成人酒精依賴症的終生盛行率（lifetime prevalence rate）為8.5%。

2013年世界衛生組織《國際疾病分類》第10版（International Classification of Diseases 10th Revision，ICD-10）的調查則指出，日本酒精依賴症的終生盛行率為男性1.9%（94萬人），女性0.3%（13萬人），估計男女總共有107萬人。

由於近年來的少子高齡化，使得酒精消費量整體偏低。但在另一方面，大量飲酒的比例則正在增加中。

從2017年經濟合作與發展組織（Organization for Economic Cooperation and Development，OECD）發表的調查可知，日本人的平均飲酒量換算成酒精為一年7.2公升。低於OECD 經濟合作與發展組織34個成員國的平均值（9.1公升）。

另一方面，調查也指出一個問題，那就是日本一年7.2公升的

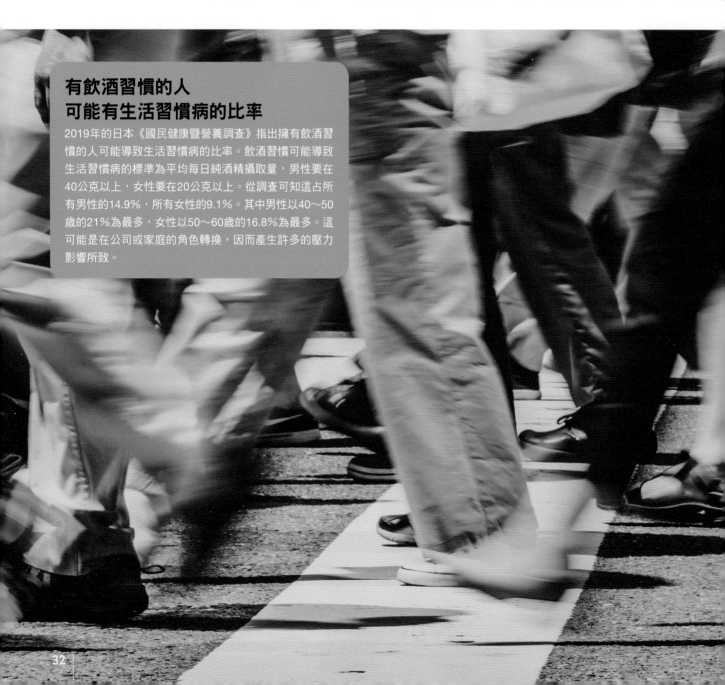

有飲酒習慣的人
可能有生活習慣病的比率

2019年的日本《國民健康暨營養調查》指出擁有飲酒習慣的人可能導致生活習慣病的比率。飲酒習慣可能導致生活習慣病的標準為平均每日純酒精攝取量，男性要在40公克以上，女性要在20公克以上。從調查可知這占所有男性的14.9%，所有女性的9.1%。其中男性以40～50歲的21%為最多，女性以50～60歲的16.8%為最多。這可能是在公司或家庭的角色轉換，因而產生許多的壓力影響所致。

飲酒量，有將近70％是由前面2成的人消費。日本與其他國家相比，飲酒量比較集中在一部分人身上。

接觸酒類的機會與依賴症息息相關

酒精依賴症的原因其實五花八門。有些是個人特質，也有些情況是置身於壓力當中，讓人忍不住喝酒。

其中最引人矚目的是環境因素。DSM-5指出，容易罹患酒精依賴症的人，要不是接觸酒類的機會多，就是跟有酒友存在的關係很大。

比如平常要用酒接待客戶的業務人員，得到酒精依賴症的可能性就會提高。當然，並不是所有人都會有酒精依賴症。這也會因個人的性格、待人處事的方式，或壓力的程度等要素而異。

另外，DSM-5還指出，父母、兄弟或其他親屬中若有酒精依賴症，罹患酒精依賴症的機率會比近親沒有酒精依賴症高出3～4倍。尤其是親屬的酒精問題很大時，危險性就會變高。

酒精依賴症跟遺傳有關係嗎？

DSM-5還指出酒精依賴症的遺傳因素。

但在另一方面，調查患有酒精依賴症的父母生下雙胞胎的結果也顯示，遺傳上看不出有必然的關聯性。

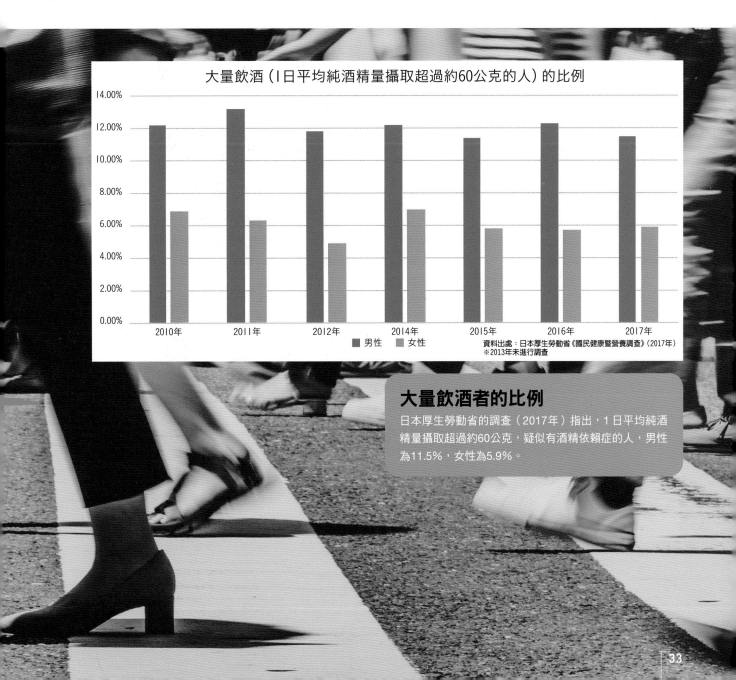

大量飲酒（1日平均純酒精量攝取超過約60公克的人）的比例

資料出處：日本厚生勞動省《國民健康暨營養調查》（2017年）
※2013年未進行調查

男性　女性

大量飲酒者的比例

日本厚生勞動省的調查（2017年）指出，1日平均純酒精量攝取超過約60公克，疑似有酒精依賴症的人，男性為11.5％，女性為5.9％。

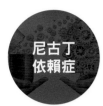

尼古丁
依賴症

不論如何就是要吞雲吐霧的
菸品依賴症

很多人即使知道吸菸會危害身體，但是也戒不掉。

2018年日本菸草產業股份公司（JT）的全國吸菸率調查指出，日本成年吸菸者的人數為1880萬名。其中想戒菸也戒不掉，疑為尼古丁依賴症者約占7成（約1260萬名）。

直接促進
多巴胺的分泌

當人抽菸之後，尼古丁就會從肺部吸進體內。

尼古丁會迅速在腹側蓋區（ventral tegmental area）與「α4β2尼古丁乙醯膽鹼受體」（α4β2 nicotinic acetylcho-line receptor）結合。腹側蓋區是腦內獎賞系統的一部分，也是知名的多巴胺製造處。

尼古丁和受體在這裡結合後，便會從依核（nucleus accumbens）大量釋放多巴胺。藉由像這樣大量釋放多巴胺，即可獲得快感，於是形成整套機制。

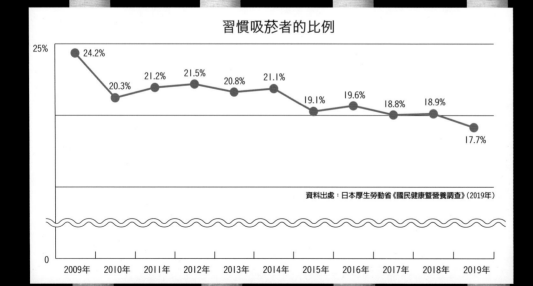

吸菸的人正在減少

2019年日本厚生勞動省《國民健康暨營養調查》的結果指出，日本吸菸者占總人口17.7%（男性28.5%，女性8.1%）。從2009～2019年這10年來看，有抽菸習慣的人，比例正在減少。

習慣吸菸者的比例

24.2%　20.3%　21.2%　21.5%　20.8%　21.1%　19.1%　19.6%　18.8%　18.9%　17.7%

資料出處：日本厚生勞動省《國民健康暨營養調查》（2019年）

2009年　2010年　2011年　2012年　2013年　2014年　2015年　2016年　2017年　2018年　2019年

與其他激素的釋放息息相關

尼古丁不只影響多巴胺，也和神經傳導物質的分泌息息相關。神經傳導物質有助於提升清醒程度或認知，並可以調整心情和抑制食慾等。

因此，要是幾乎天天抽菸，尼古丁含量就會左右神經傳導物質的分泌，使得自行分泌這些神經傳導物質的能力降低。

比如說，假如戒菸或暫不吸菸的狀況持續下去，就會出現各種戒斷症狀。而一旦再次開始吸菸，這種不適的戒斷症狀就會消除。於是，無法戒菸的人就會形成依賴狀態。

有時會有其他依賴症或精神疾患

一旦形成依賴狀態，即使身體有疾也很難戒除。尼古丁依賴症患者當中，就有不少人罹患癌症、循環系統疾病、慢性阻塞性肺病等等。

而DSM-5指出尼古丁依賴症患者多半具有藥物依賴症、憂鬱症、焦慮症、人格疾患（personality disorder）、ADHD（注意力缺失過動疾患）或其他多種精神疾患。美國的盛行率就達到22～33％。

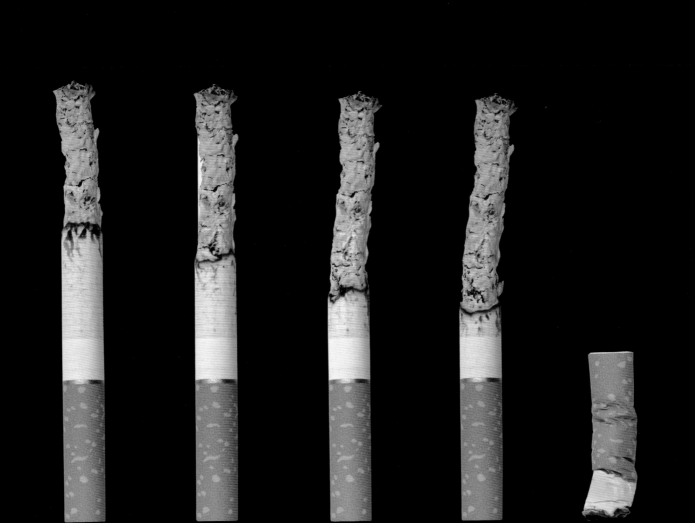

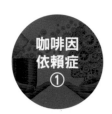
咖啡因就潛藏在生活常見的咖啡、紅茶、機能性飲料中

咖啡、紅茶、市售的止痛藥、感冒藥、能量飲料或其他營養補充劑當中,都含有咖啡因(caffeine)。

咖啡因常用來當作維生素或食品的添加物,目前已知攝取後約4個小時就會排出體外。

不過,懷孕或哺乳中的人,肝臟代謝速度比較慢,將咖啡因排出體外的時間便會比一般人還要久一點。

美國食品暨藥物管理局(Food and Drug Administration,FDA)的調查就指出,80%以上的美國人每天都會攝取咖啡因。

日常生活的食品就含有咖啡因

咖啡因能夠與腦內誘發睡意的受體「腺苷受體」(adenosine receptor)結合,抑制其作用。此外還能讓血管收縮,有效改善因血管擴張而引發的頭痛,所以

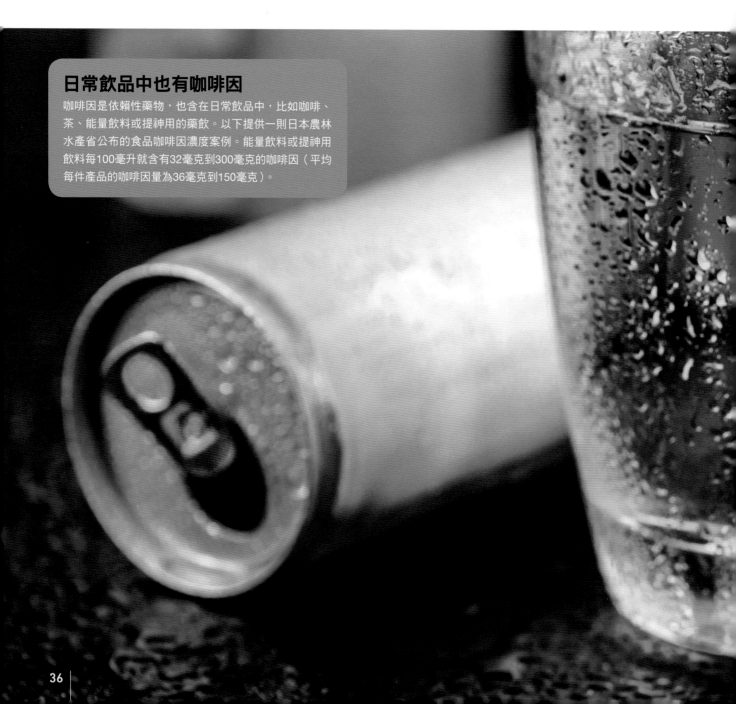

日常飲品中也有咖啡因

咖啡因是依賴性藥物,也含在日常飲品中,比如咖啡、茶、能量飲料或提神用的藥飲。以下提供一則日本農林水產省公布的食品咖啡因濃度案例。能量飲料或提神用飲料每100毫升就含有32毫克到300毫克的咖啡因(平均每件產品的咖啡因量為36毫克到150毫克)。

也會含在頭痛藥或感冒藥之類的藥物中。

然而，咖啡因的作用結束後，有時會出現頭痛、專注力下降、疲勞感或其他咖啡因特有的戒斷症狀。

尤其是平常就有在攝取咖啡因的人，更容易出現以上毛病，要避免這種戒斷症狀，就要衡量問題是否出在咖啡因的攝取上。

另外，咖啡因不只含在咖啡、紅茶或其他貼近生活的食品或嗜好品中，還要當心在休息時間會喝個咖啡，或其他在日常攝取的機會。因為日常飲品而罹患依賴症，這一點也要考慮進去。

使用頭痛藥或止痛藥比營養劑更成問題

美國也有攝取大量（咖啡因400毫克以上）能量飲料後身亡的案例，不過日本現在還沒有這樣的案例。然而，許多頭痛藥或止痛藥的咖啡因含量，是能量飲料的好幾倍。

想避免咖啡因依賴症，也需要了解平常使用頭痛藥或止痛藥的危險性。

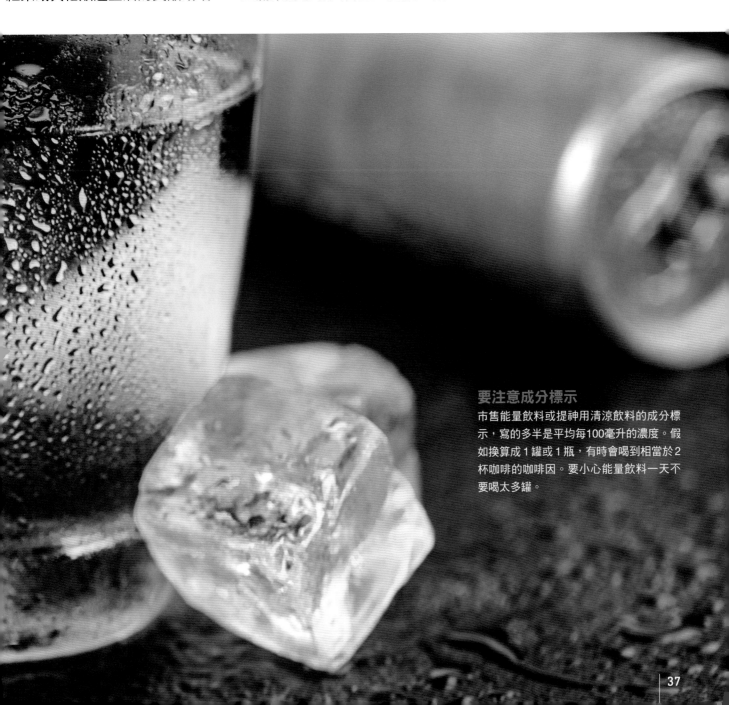

要注意成分標示
市售能量飲料或提神用清涼飲料的成分標示，寫的多半是平均每100毫升的濃度。假如換算成1罐或1瓶，有時會喝到相當於2杯咖啡的咖啡因。要小心能量飲料一天不要喝太多罐。

不可小覷咖啡因依賴
出現過死亡案例

如 前頁所述，可以提神的咖啡所含的咖啡
因也是依賴性藥物。雖然有好好控制的
話就沒有問題，但由於咖啡因沒有法律管制，
容易取得，所以人人都有罹患依賴症的風險。

尤其近年來，兒童在唸書時飲用含咖啡因能
量飲料提神的機會正在增加。而且「咖啡因中
毒」的案例正在急速增加中，其中還出現死亡
報告。

▋產生耐受性
▋飲用量逐漸增加

咖啡因具有讓腦部興奮的作用，但若長期攝
取，腦部就很難興奮起來，會對咖啡因產生
「耐受性」。這樣一來，就無法靠1罐能量飲料
驅散睡意，飲用量會逐漸增加到2罐、3罐。

要是在已經產生耐受性的狀態中停止攝取咖
啡因，就會發生「戒斷症狀」。只要處在沒有
咖啡因的狀態下，就會出現頭痛、想睡、專注
力減退、噁心或其他多種症狀。

而為了緩和戒斷症狀之苦，就需要再次攝取
咖啡因。這種對依賴物質具耐受性的狀態，或
是呈現戒斷症狀的狀態，稱為「生理依賴」。
只要不攝取，或只少量攝取該依賴物質，絕大
多數的生理依賴都可以在幾星期內完全治好。
但在飲用大量能量飲料的過程中，轉而攝取咖
啡因含量更多的咖啡因錠劑，因攝取過量而導
致咖啡因中毒的案例正在增加。

另外，並不是所有的生理依賴都因藥物而
起。即使沒有生理依賴，也可能罹患依賴症，
需要注意。

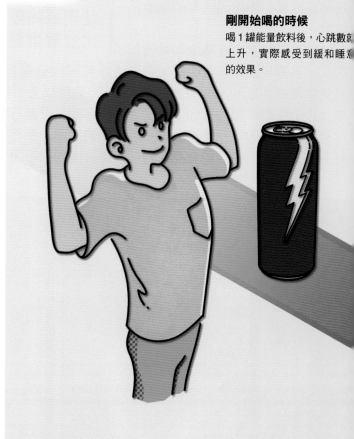

剛開始喝的時候
喝1罐能量飲料後，心跳數就
上升，實際感受到緩和睡意
的效果。

也有國家管制咖啡因飲料

平均每罐能量飲料所含的咖啡因為100～160毫克，一錠咖啡
因錠劑就可以攝取到這個量（200毫升的冰滴咖啡當中約有
90毫克）。咖啡因帶來的影響因人而異，通常成人短時間內
攝取200～1000毫克左右就會出現中毒症狀。兒童即使飲用
少量也會引起中毒狀態。

兒童咖啡因中毒在全球都造成了問題。加拿大已經禁止販
賣能量飲料和發放試用品給兒童，而韓國禁止在國小、國中
及高中販賣咖啡，英國則正研擬禁止販賣能量飲料給未成
年。台灣沒有咖啡因管制，必須自行判斷和應變，以免危害
健康。

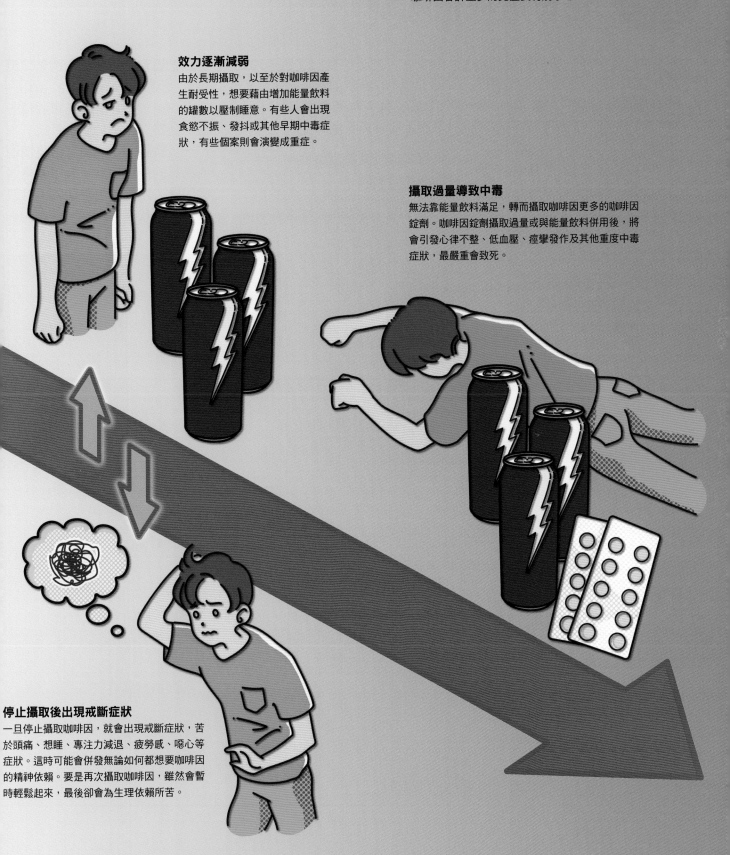

效力逐漸減弱

由於長期攝取，以至於對咖啡因產
生耐受性，想要藉由增加能量飲料
的罐數以壓制睡意。有些人會出現
食慾不振、發抖或其他早期中毒症
狀，有些個案則會演變成重症。

攝取過量導致中毒

無法靠能量飲料滿足，轉而攝取咖啡因更多的咖啡因
錠劑。咖啡因錠劑攝取過量或與能量飲料併用後，將
會引發心律不整、低血壓、痙攣發作及其他重度中毒
症狀，最嚴重會致死。

停止攝取後出現戒斷症狀

一旦停止攝取咖啡因，就會出現戒斷症狀，苦
於頭痛、想睡、專注力減退、疲勞感、噁心等
症狀。這時可能會併發無論如何都想要咖啡因
的精神依賴。要是再次攝取咖啡因，雖然會暫
時輕鬆起來，最後卻會為生理依賴所苦。

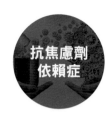

為了擺脫焦慮或失眠而服用的藥物
也會造成依賴症

2017年日本厚生勞動省的調查指出，因為心理疾病而到醫療機構看診的人數為419萬3000人，而且這個數值正在年年增加。

其中尤以包含雙極性疾患（bipolar disorder）在內的「情感疾患」（mood disorder）增加最多，2017年為127萬6000人，與15年前相比也增加到約1.8倍。其實也有看法指出這種心理疾病會導致依賴症。

作用於中樞神經的抑制效果

鎮定劑、安眠藥或抗焦慮劑所含的物質會作用於腦內的苯二氮平類受體（benzodiazepine receptor）。這種物質和酒精一樣，能夠抑制腦的獎賞系統。

一旦藥物沒了，就會出現懊惱或易怒的戒斷症狀。為了避免這個問題，就服用更多藥物，以致陷入依賴狀態。

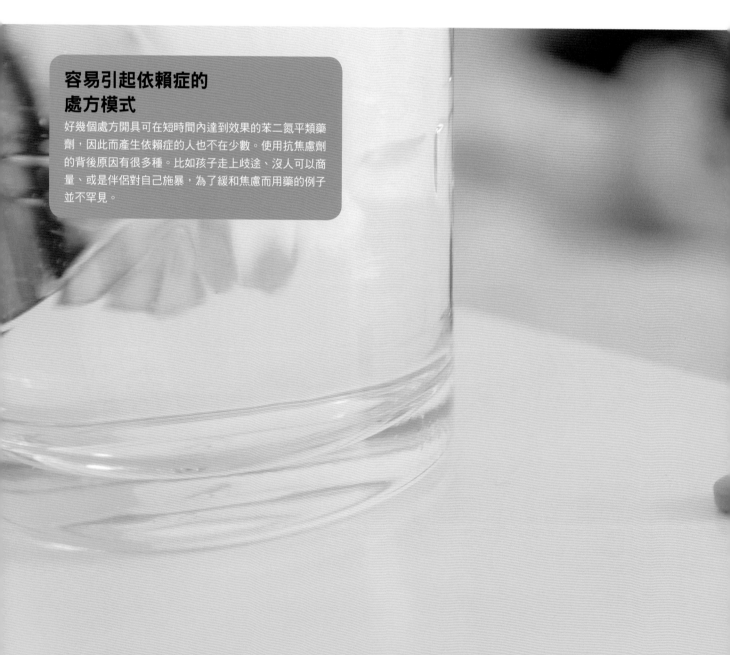

容易引起依賴症的處方模式

好幾個處方開具可在短時間內達到效果的苯二氮平類藥劑，因此而產生依賴症的人也不在少數。使用抗焦慮劑的背後原因有很多種。比如孩子走上歧途、沒人可以商量、或是伴侶對自己施暴，為了緩和焦慮而用藥的例子並不罕見。

DSM-5指出，抗焦慮劑依賴症的特徵在於容易陷入渴想狀態。值得注意的是，無論是用藥時也好，中斷時也好，患者都會索求藥物。

安眠藥或抗焦慮劑成為興奮劑的後繼藥物

苯二氮平類的安眠藥或抗焦慮劑，是日本所有診療科廣泛開立的處方。

而在1996年以後，抗焦慮劑的依賴症患者就在增加當中。日本國立精神暨神經醫療研究中心調查出的《全國精神科醫療機構當中藥物相關障礙患者的歷年變化》指出，2010年病因最常見的是興奮劑（53.8%），其次為鎮定劑和抗焦慮劑（17.7%）。現在安眠藥和抗焦慮劑成為日本代表性的藥物。

為什麼安眠藥或抗焦慮劑會導致依賴症？

為什麼罹患抗焦慮劑依賴症的人會增加呢？使用藥物的動機也是很大的問題。興奮劑依賴症患者當中，就有不少人是為了尋求刺激、好奇探索之類的快感而使用。

然而，使用安眠藥或抗焦慮劑的人，則是基於緩和困難或痛苦的目的而使用。

目前已知安眠藥或抗焦慮劑的依賴症患者當中，就有75%是因為從精神科醫師開立的處方藥而產生依賴症。

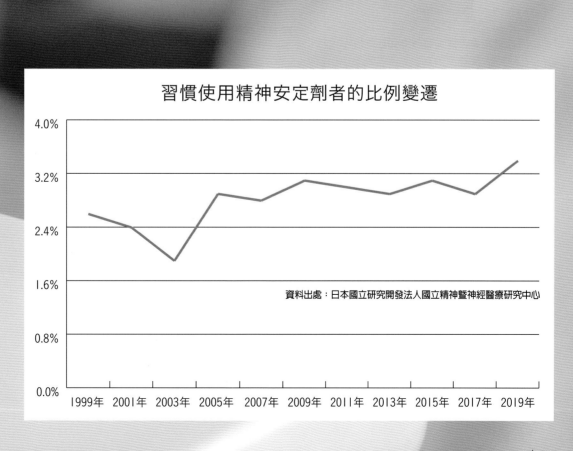

習慣使用精神安定劑者的比例變遷

資料出處：日本國立研究開發法人國立精神暨神經醫療研究中心

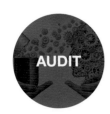

早期發現酒精依賴症的分類檢測

依賴症是會逐漸惡化的疾病。只要早期發現並治療，也能迅速康復。尤其是酒精依賴症，當依賴症愈演愈烈，對身體的影響也愈大。肝臟的功能減弱，將會罹患肝炎、肝硬化、胰臟炎、消化系統癌症、造成糖尿病惡化等，影響到各個部位。於是研究人員就開發出以下要介紹的「酒精使用疾患確認檢測」（Alcohol Use Disorders Identification Test，AUDIT）。

---

1. 你飲用含酒精飲料的頻率為多久一次？

0. 從不
1. 1個月1次以下
2. 1個月2～4次
3. 1星期2～3次
4. 1星期4次以上

2. 飲酒時通常喝的量換算成純酒精是多少？請照以下的文字填寫在問題後方。

0. 10～20公克
1. 30～40公克
2. 50～60公克
3. 70～90公克
4. 100公克以上

不過，中瓶啤酒1瓶或威士忌雙份(60毫升)＝20公克，日本酒1合(180毫升)＝22公克，燒酒(25度)1合(180毫升)＝36公克，葡萄酒1杯(120毫升)＝12公克。
※純酒精量不符時，請選擇相近的數字。

3. 1次飲用換算成純酒精為60公克以上的酒，這種飲酒方式的頻率為多久一次？

0. 從不
1. 1個月不到1次
2. 1個月1次
3. 1星期1次
4. 每天或幾乎每天

4. 過去1年來，一喝酒就停不下來的頻率為多久一次？

0. 從不
1. 1個月不到1次
2. 1個月1次
3. 1星期1次
4. 每天或幾乎每天

5. 過去1年來，為了飲酒而沒能做到平常能做之事的頻率為多久一次？

0. 從不
1. 1個月不到1次
2. 1個月1次
3. 1星期1次
4. 每天或幾乎每天

6. 過去1年來，為了調整身體狀況，而必須在狂飲後的隔天早上，以酒解酒的頻率為多久一次？

0. 從不
1. 1個月不到1次
2. 1個月1次
3. 1星期1次
4. 1星期4次以上

7. 過去1年來，飲酒後受到罪惡感或自責念頭驅使的頻率為多久一次？

0. 從不
1. 1個月不到1次
2. 1個月1次
3. 1星期1次
4. 每天或幾乎每天

8. 過去1年來，由於飲酒而想不起前一晚發生什麼事的頻率為多久一次？

0. 從不
1. 1個月不到1次
2. 1個月1次
3. 1星期1次
4. 每天或幾乎每天

9. 你曾因為飲酒而弄傷自己或害別人受傷嗎？

0. 從不
2. 有過，但過去1年來沒有
4. 過去1年來有過

10. 至親、親戚、朋友、醫生或其他負責管理你健康的人，曾經擔心你飲酒的狀況或勸你減少飲酒量嗎？

0. 從不
2. 有過，但過去1年來沒有
4. 過去1年來有過

總計　　　分

這是依據世界衛生組織的調查研究製成的酒精依賴症量表，現在作為許多國家早期發現並早期介入飲酒問題的工具。

了解自己飲酒的方式處於什麼狀態

酒精使用疾患確認檢測總共有10個問題，藉由總計每個項目的分數（最多40分），判斷自己飲酒的方式出現什麼問題。

酒精使用疾患確認檢測的分數劃分圖，能夠配合不同的特性或目的來制定。

以下的劃分圖出自日本獨立行政法人國立醫院機構暨肥前精神醫療中心。

根據這張劃分圖，總計0分是非飲酒族群，總計1分到9分是危險度低的飲酒族群，總計10分到19分是危險飲酒族群，總計20分以上則是疑為酒精依賴症的族群。

善用酒精使用疾患確認檢測自行審視飲酒方式，即可發現自己是否罹患酒精依賴症。　☞

總計20分以上就有酒精依賴症之虞

下圖為日本獨立行政法人國立醫院機構暨肥前精神醫療中心提出的酒精使用疾患確認檢測劃分圖。根據這張圖可知，總計7分是50歲男性的平均值。假如14分的飲酒者為已婚人士，幾乎所有的配偶都會為此煩惱。要是達到20分以上，就要懷疑是否為酒精依賴症。

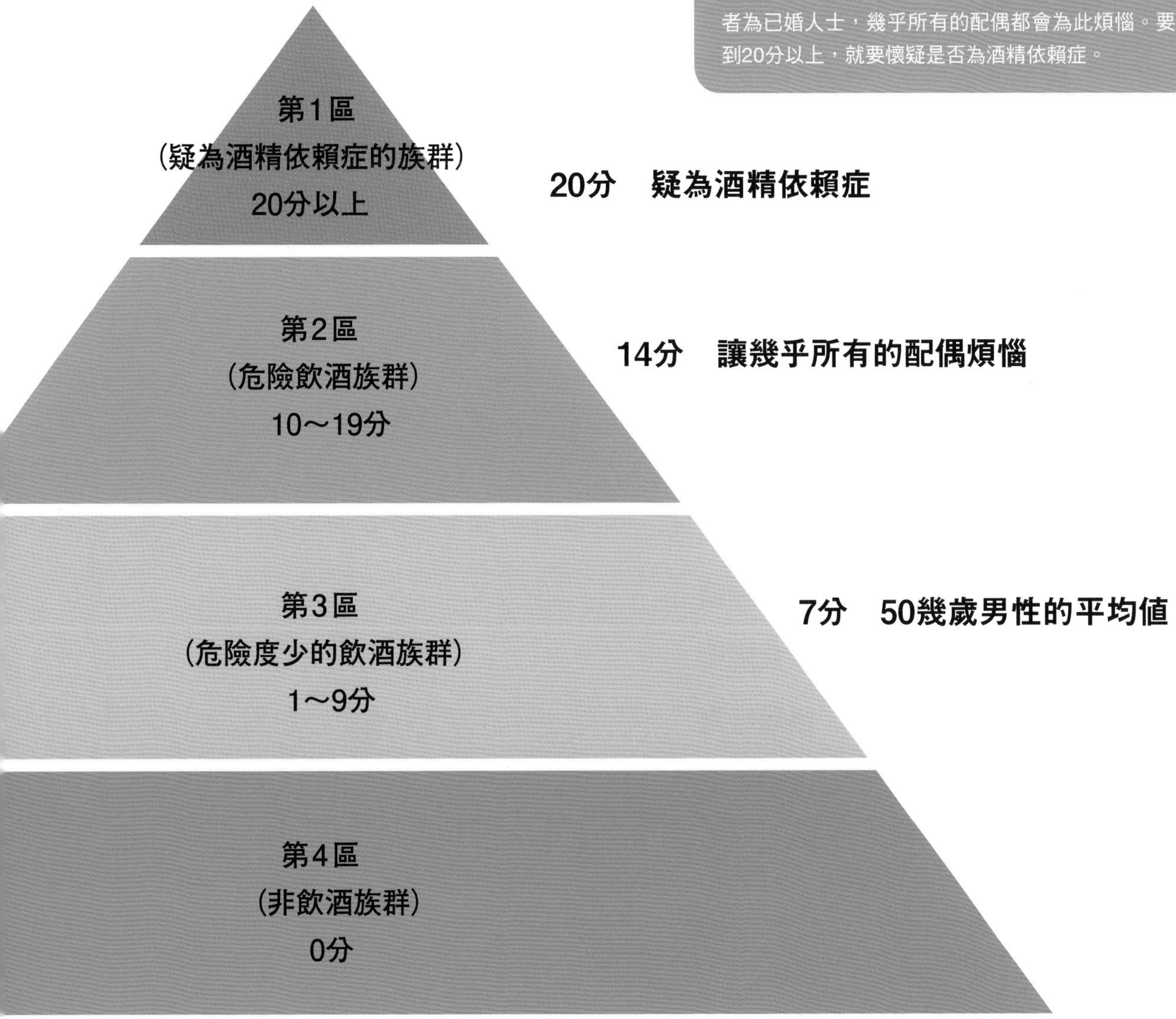

第1區
（疑為酒精依賴症的族群）
20分以上

第2區
（危險飲酒族群）
10〜19分

第3區
（危險度少的飲酒族群）
1〜9分

第4區
（非飲酒族群）
0分

20分　疑為酒精依賴症

14分　讓幾乎所有的配偶煩惱

7分　50幾歲男性的平均值

經日本獨立行政法人國立醫院機構暨肥前精神醫療中心同意轉載

3 行為依賴症 （行為成癮）

想 戒也戒不了的依賴症，原因不僅藥物和其他物質，賭博或玩電子遊戲等行為也是癥結所在。這一章將會談到行為依賴。行為依賴症會受到依賴症當事人的生長環境所影響，種類形形色色。以下告訴大家行為依賴症有哪些模式。

協助 （第46～65頁）松本俊彥
（第48～49頁）鶴身孝介

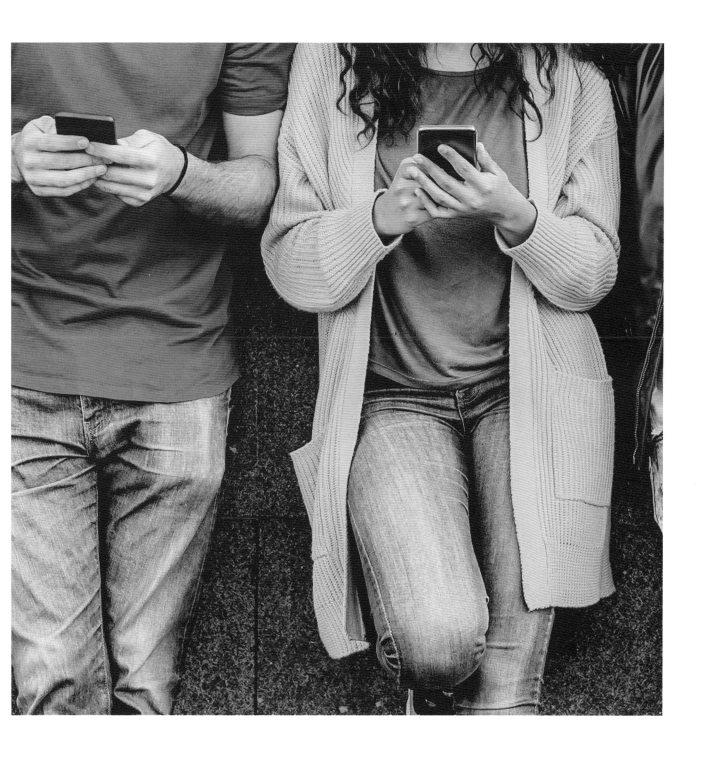

為了逃避心靈的痛苦
而依賴於行為

如前述，本書將想戒也戒不掉的狀態叫做「依賴症」，醫學上則稱之為成癮（addiction）。

本書將成癮分為兩種。因為攝取酒精、藥物或其他物質而成癮稱為「物質依賴症」，因為賭博或是其他行為成癮則稱之為「行為依賴症」。另外，醫學上會將行為依賴症稱為行為成癮（成癮行為）。

行為依賴症涉及許多面向，包

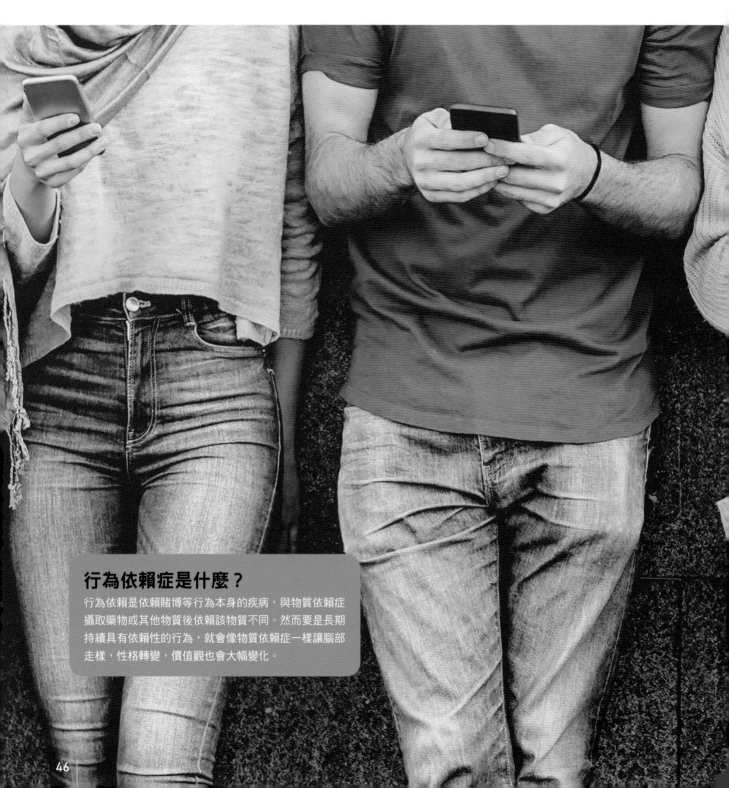

行為依賴症是什麼？

行為依賴是依賴賭博等行為本身的疾病，與物質依賴症攝取藥物或其他物質後依賴該物質不同。然而要是長期持續具有依賴性的行為，就會像物質依賴症一樣讓腦部走樣，性格轉變，價值觀也會大幅變化。

括賭博、電子遊戲、竊盜、性愛、購物、飲食或自殘行為等。

能夠逃避痛苦的行為都會成為依賴對象

從第1章介紹的「自我藥療假說」來看，凡是能夠避開痛苦的行為，都有可能成為行為依賴的對象。

比如某個人正為職場上的人際關係煩惱，偶然在回家路上進入柏青哥店，憑著新手運贏了錢，於是就患上賭博依賴症。

另一方面，若是有人已經從養兒育女之中解脫，無論是金錢或精神部分都很有餘裕。在偶然經過的高級時裝店購物，產生了優越感，於是就患上購物依賴症。

依賴何種事物因人而異

以這些案例來說，或許可以說，某些人會依賴某種行為，與當事人自身的生長環境、生活方式或壓力等心理因素息息相關。

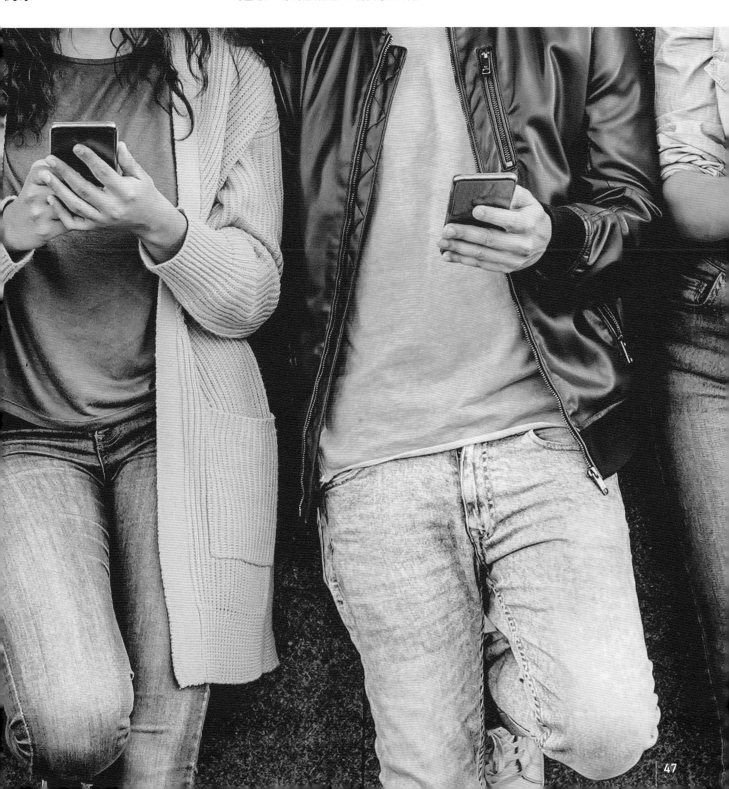

興趣傾注

腦部對賭博以外的事情
都不感興趣

「**賭**博依賴症」是即使妨礙社交生活，也戒不掉賭博的疾病。根據2017年日本厚生勞動省的調查估計，過去 1 年來疑似賭博依賴症的人數攀升到70萬名，一生中曾經疑有此病者也攀升到320萬名。

關於賭博依賴症患者的腦部研究，日本京都大學醫學院附設醫院日間復健診療部的鶴身孝介博士指出，賭博依賴症患者往往對缺乏賭博要素的遊戲感受不到樂趣。鶴身博士等人準備搶答遊戲，讓正常人和賭博依賴症患者進行遊戲，再比較他們腦部的反應。遊戲方式是在螢幕上顯示標誌，一段時間後要是顯示別的符號，就要立刻按壓按鈕，再依照

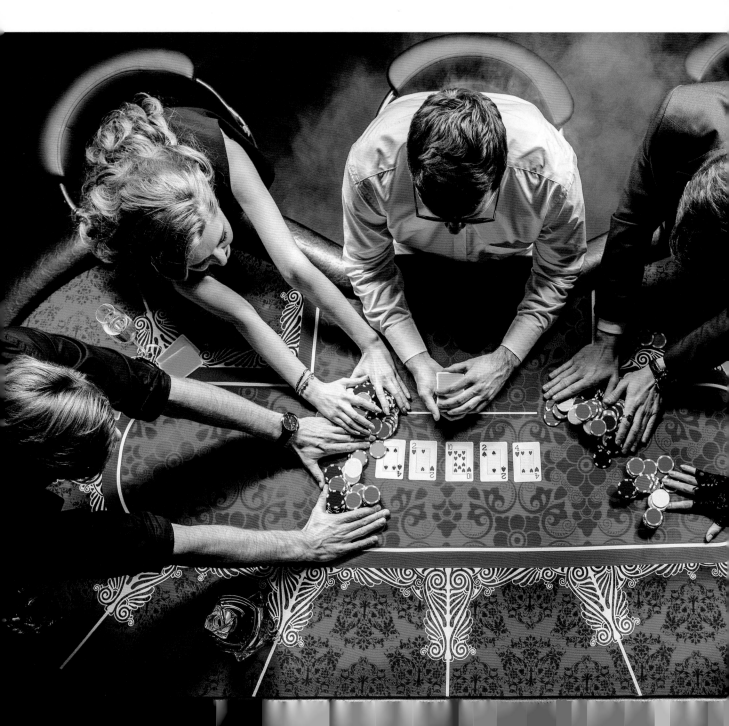

第一個標誌獲得得分。

結果，正常人與獎賞系統有關的腦部位會活化，賭博依賴症患者的反應則比正常人低落。鶴身博士表示：「賭博依賴症患者對於賭博反應過度，除此之外的事情就興趣缺缺，結果就會更加沉迷於賭博。」類似這種「興趣傾注」的現象，從其他依賴症中也一樣看得見。

賭博行為本身就能體驗到快感

賭博依賴症患者不只會在中大獎的瞬間感到愉悅，從開始賭博到出現結果的「等待時間」也是如此。換句話說，他們從賭博這個行為本身就能體驗到快感，與是否中獎無關。

持續賭博雖然不會對身體帶來重大的影響，但若腦部起了變化，光是看到賭博的廣告也會想賭。最後要是輸多了，有時也會導致欠債、私吞公款、疏於照顧兒女等情況。

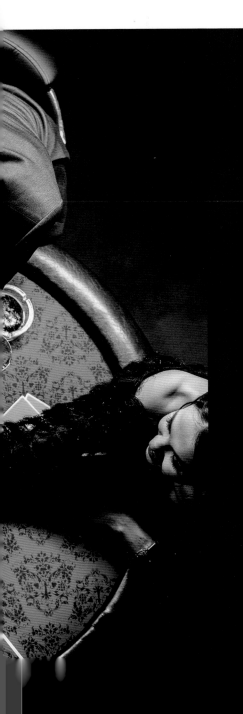

賭博依賴症患者的腦

左圖為沉迷賭博者的影像。下圖為正常人和賭博依賴症患者玩搶答遊戲時，腦反應的比較圖。

正常人的腦部影像

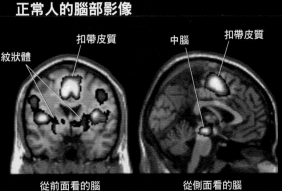
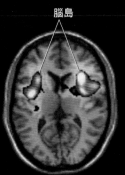

紋狀體　扣帶皮質　中腦　扣帶皮質　腦島

從前面看的腦　　從側面看的腦　　從上面看的腦

賭博依賴症患者的腦部影像

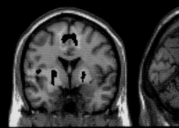
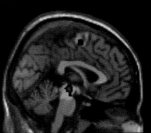
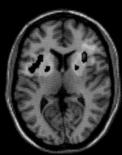

照片出處：Kosuke Tsurumi et al., Frontiers in Psychology (2014)

腦的反應會產生變化

以上2種腦的比較圖，呈現出正常人和賭博依賴症患者玩缺乏賭博要素的搶答遊戲時，腦的血液變化。圖片是將兩組數十人的結果平均後的結果。腦功能活躍或血流增加的部位以紅色到黃色表示。這時，正常人的紋狀體、扣帶皮質或其他和獎賞系統有關的部位會活化，賭博依賴症患者的反應則比正常人低落，可見賭博依賴症患者往往對於賭博以外的事情感受不到

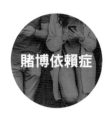

賭博依賴症

賭博的頻率或賭金
有慢慢提高的傾向

日本在2017年9月彙總的《國內賭博等依賴相關的流行病學調查》中間報告估計，在評估有終身賭博經驗的情況下，成人有3.6%（320萬人）疑為賭博依賴症。與各國的1%出頭相比，數值顯得異常地高。

日本的賭博經驗約有8成來自柏青哥或吃角子老虎。每個城鎮都有打柏青哥的遊樂設施。調查研究小組的分析指出，高數值的原因與這種環境上的因素有關。

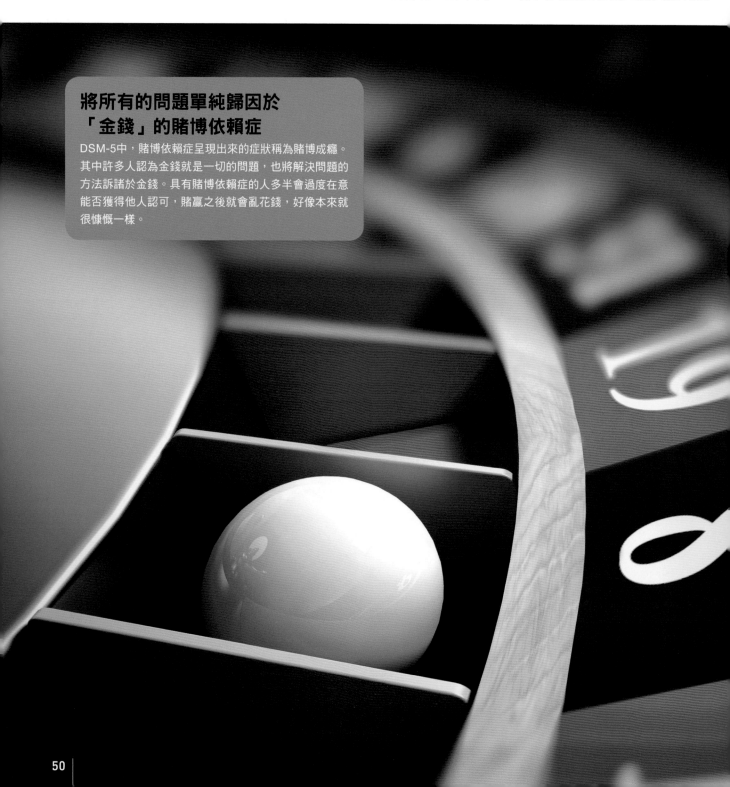

將所有的問題單純歸因於
「金錢」的賭博依賴症

DSM-5中，賭博依賴症呈現出來的症狀稱為賭博成癮。其中許多人認為金錢就是一切的問題，也將解決問題的方法訴諸於金錢。具有賭博依賴症的人多半會過度在意能否獲得他人認可，賭贏之後就會亂花錢，好像本來就很慷慨一樣。

提高賭博頻率或賭金後便暴露出症狀

DSM-5指出，賭博依賴症會在幾年後才顯露出症狀。

其實賭博依賴症有個特徵，在於賭博的頻率或金額會隨著症狀的惡化慢慢增加。當頻率或金額增加，使生活維持不下去或出現金錢問題時，這時候就會暴露出症狀。

以賭博依賴症患者的性格傾向來說，特徵是衝動、競爭心旺盛、無法冷靜和容易厭倦。比起女性，不如說男性惡化得更快，容易演變成重症。

就和其他依賴症一樣，賭博依賴症患者感到焦慮或抑鬱時就會去賭博。這種依賴症的自殺風險很高，DSM-5指出，有17％的賭博依賴症患者有過自殺念頭。

想要尋死的背後原因在於賭博依賴症患者容易抑鬱和孤獨，以及經濟上有困難等。

病識感低的賭博依賴症
2016年日本厚生勞動省的調查估計，疑似賭博依賴症的人約有70萬名，患者卻只有約3200名。像這樣病識感低也是其特徵。

賭博依賴症患者人數
約3200人

疑似賭博依賴症的人
約70萬名

資料出處：日本厚生勞動省

手機依賴症

上課和工作中也都在玩電子遊戲或上社群網站，想戒也戒不了

手機依賴症是利用電子遊戲、影片或社群網站或其他網路服務，以至於無法停止使用智慧型手機的依賴症。

手機依賴當中以線上遊戲依賴者最多，所以2018年世界衛生組織就把「遊戲成癮」這個新疾病追加到《國際疾病分類》第11版（ICD-11）內，於2022年1月1日起生效。

▍現況有7%的人遊戲成癮

2019年11月日本厚生勞動省發表了關於「遊戲成癮」的現況

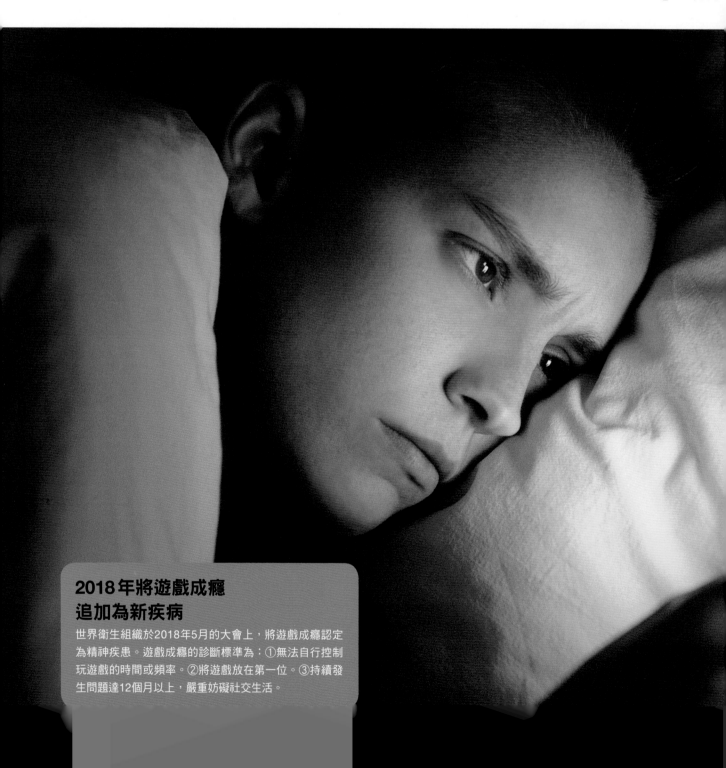

2018年將遊戲成癮追加為新疾病

世界衛生組織於2018年5月的大會上，將遊戲成癮認定為精神疾患。遊戲成癮的診斷標準為：①無法自行控制玩遊戲的時間或頻率。②將遊戲放在第一位。③持續發生問題達12個月以上，嚴重妨礙社交生活。

調查。可知10～20幾歲的電子遊戲使用者當中，就有7%的人出現依賴症狀，即使在上課中和工作中也不斷在玩電子遊戲。

其中有5.7%的人回答，自己曾在學業上出現不良影響，甚至在妨礙到工作或失業後，也還在持續玩電子遊戲。

再者，遊戲成癮也會有金錢問題。比如從調查中可知，有3.1%的人回答自己曾在購買遊戲主機、軟體或課金上花太多錢，即使造成重大問題也仍然持續這樣的行為。

▎過度刺激獎賞系統的線上遊戲

遊戲成癮會怎樣影響人腦呢？綜合各種論文後可知，線上遊戲和酒精依賴症或賭博依賴症一樣，都會過度刺激獎賞系統。

另一方面，研究也陸續發現，遊戲成癮的原因並不單純是腦造成的快感。這些見解正活用於治療上。

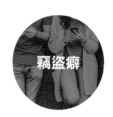

竊盜癖

忘不了竊盜時的刺激感或緊張感，及竊盜後的成就感

竊盜癖（kleptomania）又稱為病態性偷竊症或竊盜症，是一種精神疾患。

竊盜癖和一般竊盜的不同之處，在於不以獲得利益為目的。

雖然有些竊盜癖當事人會使用自己偷來的東西，但也有不少人反而會丟掉贓物，或是竊取和自己尺寸不合的東西。

在竊盜之前會有的刺激感或緊張感，以及竊盜後的成就感或解脫感，被視為竊盜癖的症狀。竊盜這個行為本身即為目的，就是竊盜癖的特徵。

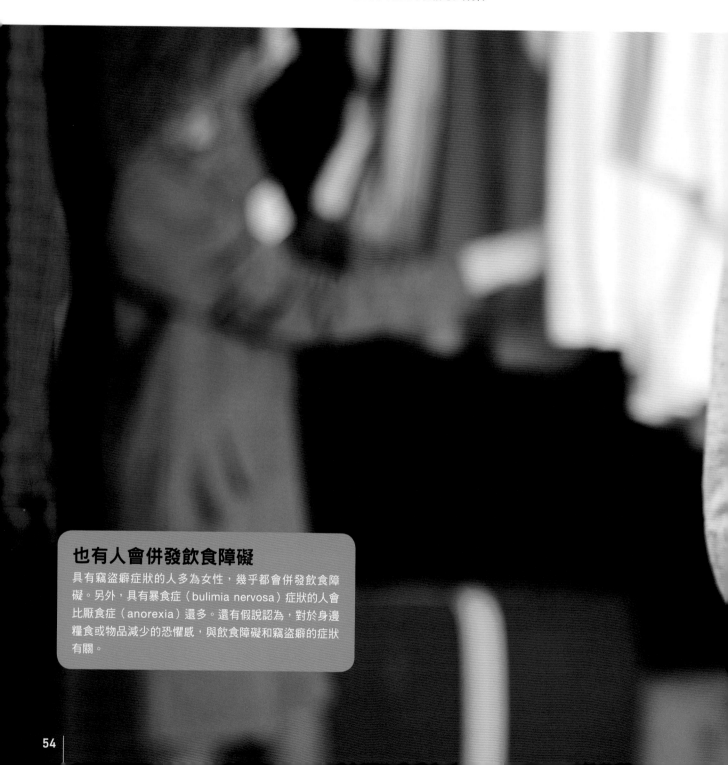

也有人會併發飲食障礙

具有竊盜癖症狀的人多為女性，幾乎都會併發飲食障礙。另外，具有暴食症（bulimia nervosa）症狀的人會比厭食症（anorexia）還多。還有假說認為，對於身邊糧食或物品減少的恐懼感，與飲食障礙和竊盜癖的症狀有關。

再犯之後
更能體驗刺激感

另外，竊盜癖是再犯率非常高的疾病。接二連三地竊盜之後，為了要更體驗刺激感或緊張感，於是竊盜的次數就變多了。

接著會逐漸大膽起來，著魔似地偷竊比以前更高額和更大量的東西，假如竊盜成功，就會形成安心感、解脫感、優越感或些許占到便宜的感覺，於是竊盜行為就戒不掉了。

女性患者的比例
可能多於男性

也有一說認為竊盜癖的當事人女性多於男性。女性購物的機會較多，竊盜的機會也相應增加了。患有這種症狀的人，特徵是在施加精神和肉體虐待的家庭下長大。發作原因多半是遇到家庭暴力、婆媳問題或其他家庭問題。

參考資料：日本赤城高原醫院《竊盜癖相關FAQ專家取向研習用資料》

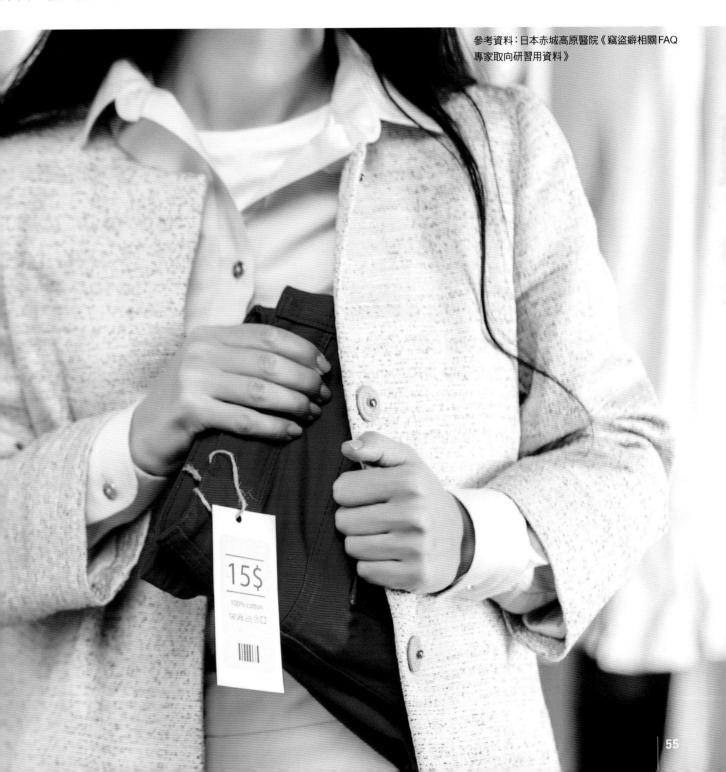

15$
100% cotton

性愛
依賴症

色狼、偷窺、外遇、性交易……
無法克制特定的性行為

性愛依賴症沒有正式的診斷名稱。若分析性愛依賴症患者的行為傾向，對照國際上對精神疾患的統計標準《國際疾病分類》第10版，將性愛依賴症歸類為「性倒錯」（paraphilia）。

性倒錯是指即使有可能冒著性犯罪和其他社會上的風險，或是有可能冒著罹患性病這種身體上的風險，也戒不掉外遇、性交易或其他特定的性行為。一般而言，具有性愛依賴症症狀的人，

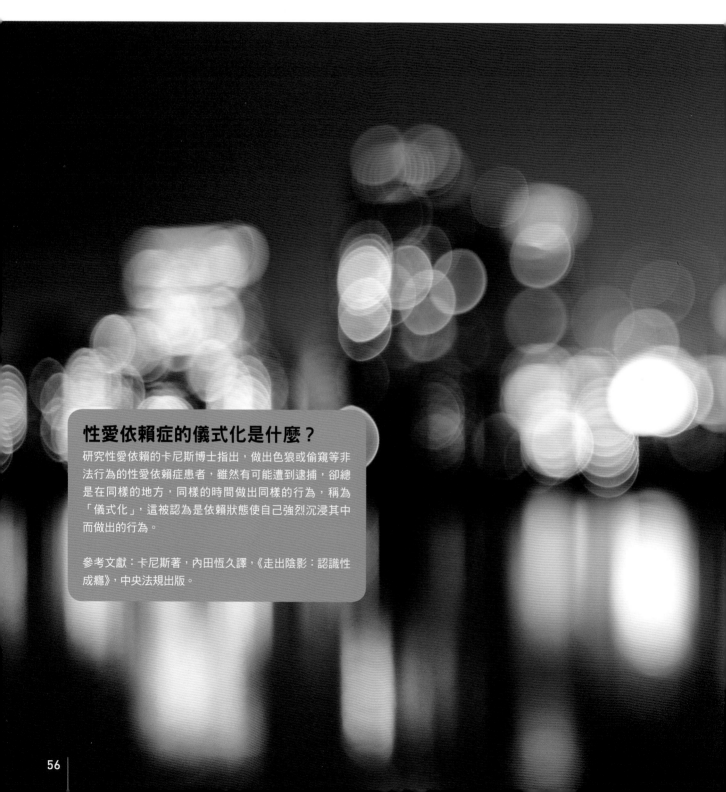

性愛依賴症的儀式化是什麼？

研究性愛依賴的卡尼斯博士指出，做出色狼或偷窺等非法行為的性愛依賴症患者，雖然有可能遭到逮捕，卻總是在同樣的地方，同樣的時間做出同樣的行為，稱為「儀式化」，這被認為是依賴狀態使自己強烈沉浸其中而做出的行為。

參考文獻：卡尼斯著，內田恆久譯，《走出陰影：認識性成癮》，中央法規出版。

性慾較為強烈。然而就和其他依賴症一樣，患者為了逃避心理上的痛苦而埋頭於依賴行為中，無法克制行為或衝動。

身體和情緒虐待是依賴的誘因

以研究性愛依賴症聞名的卡尼斯博士（Patrick Carnes，1944～），分析性愛依賴症的當事人，發現他們孩提時幾乎都遭受過性虐待、身體虐待、疏於照顧或其他情緒上的虐待。

孩子在身為養育者的大人靠不住的孤立狀態中，發現自慰之類的性行為能讓人從痛苦中解脫，於是就依賴成習慣了。

一般來說，性慾的話題在家人之間是禁忌，其中也有不少家庭的教育，將與性有關的話題當成壞事。

卡尼斯博士分析，性愛依賴症的當事人多半認為自己是「邪惡又沒有價值的人」，所以會更加容易依賴被大人認為是壞事的性行為。

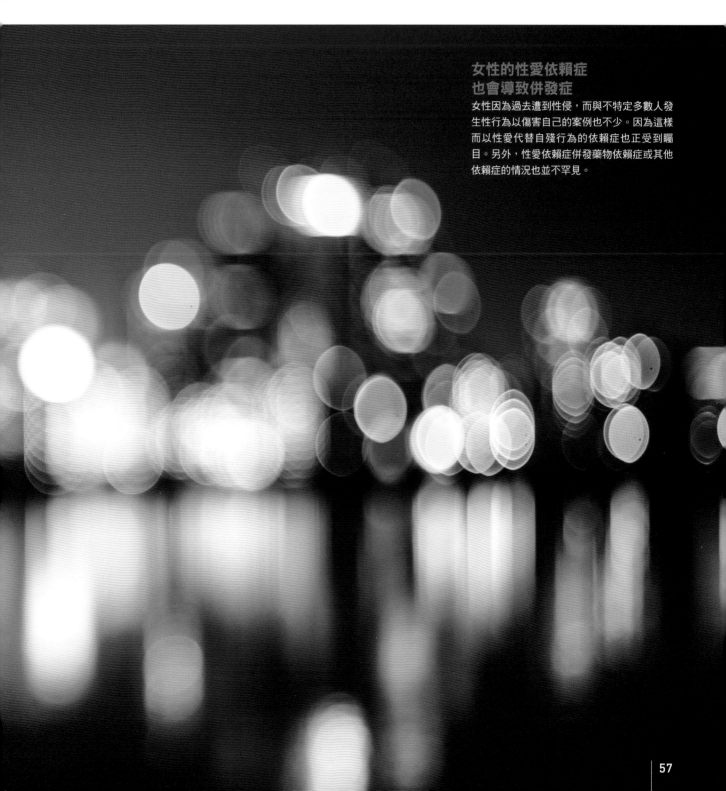

女性的性愛依賴症也會導致併發症

女性因為過去遭到性侵，而與不特定多數人發生性行為以傷害自己的案例也不少。因為這樣而以性愛代替自殘行為的依賴症也正受到矚目。另外，性愛依賴症併發藥物依賴症或其他依賴症的情況也並不罕見。

與衝動購物不同，
出現無法克制購物的症狀

購物依賴症沒有正式的診斷名稱，但其症狀自古以來就為人所知。美國則將其命名為強迫性購物障礙（compulsive buying disorder），指無法克制購買行為的疾患。

美國購物依賴症的終生盛行率為5.8％。罹患這種病的人以女性占多數，也有論文指出男性和女性的比率幾乎一致。還有研究顯示平均發病年齡為能夠自由運用金錢購物的30歲左右。

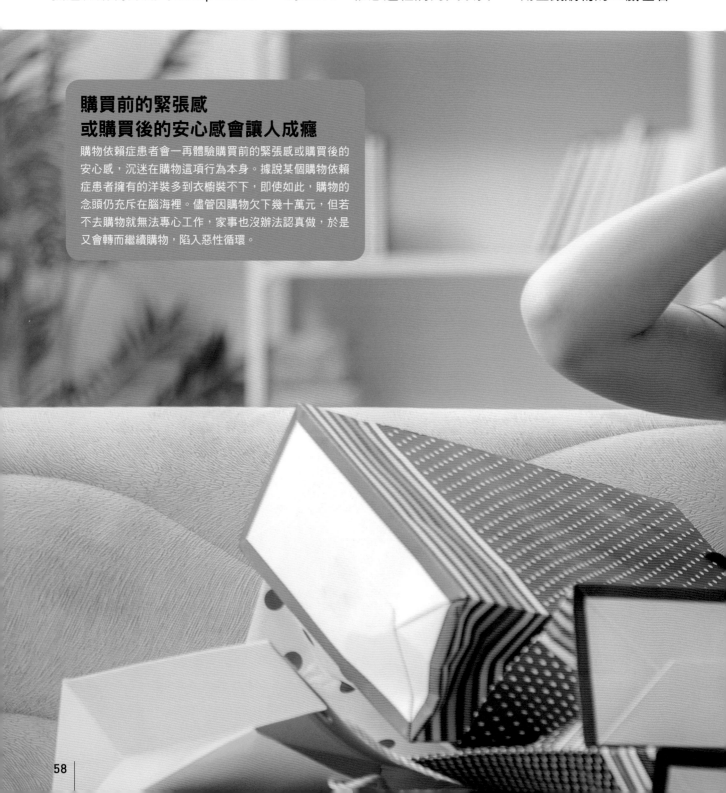

購買前的緊張感
或購買後的安心感會讓人成癮

購物依賴症患者會一再體驗購買前的緊張感或購買後的安心感，沉迷在購物這項行為本身。據說某個購物依賴症患者擁有的洋裝多到衣櫥裝不下，即使如此，購物的念頭仍充斥在腦海裡。儘管因購物欠下幾十萬元，但若不去購物就無法專心工作，家事也沒辦法認真做，於是又會轉而繼續購物，陷入惡性循環。

藉由購物行為
消除心情不好的情緒

購物依賴症剛開始的誘因多半是想要消除心情不好的感覺。

從2012年羅斯（Paul Rose）博士等人發表的論文可知，具有購物依賴症症狀的人，多半不擅長克制自己的情感，對於壓力的耐受性較低。

另外，購物依賴症往往會併發焦慮症、抗焦慮劑之類的藥物依賴症或是飲食障礙及其他類似疾病。

購物依賴症患者
自尊心低落

具有購物依賴症症狀的人多半自尊心低落，購物的誘因在於藉由購物提升對自我的評價。接著購物量或金額就逐漸增加，不知不覺演變成無法控制的狀態。

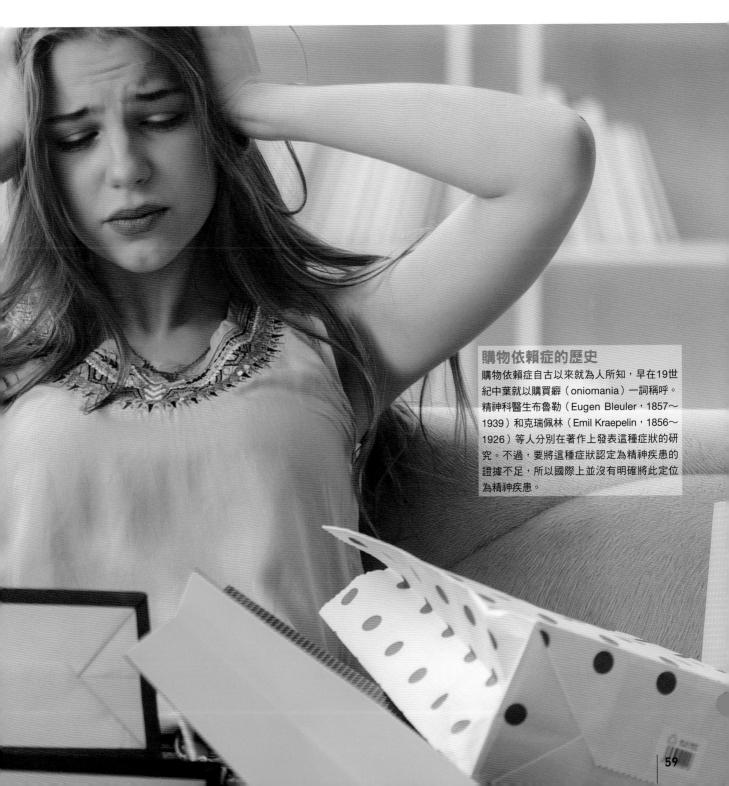

購物依賴症的歷史

購物依賴症自古以來就為人所知，早在19世紀中葉就以購買癖（oniomania）一詞稱呼。精神科醫生布魯勒（Eugen Bleuler，1857～1939）和克瑞佩林（Emil Kraepelin，1856～1926）等人分別在著作上發表這種症狀的研究。不過，要將這種症狀認定為精神疾患的證據不足，所以國際上並沒有明確將此定位為精神疾患。

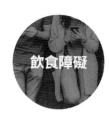

患有飲食障礙的年輕女性
可能會併發酒精依賴症

以 心理疾病聞名的飲食障礙
大致可分為兩種。一種是
「厭食症」（心因性厭食症），
另一種是暴食症（心因性暴食

症）。另外，還可細分為清除型
和非清除型，前者會在攝取食物
之後嘔吐或大量服用瀉藥和利尿
劑等藥物，後者則否。

事實上，出現飲食障礙以年輕
女性居多。日本厚生勞動省調查
發現，患有酒精依賴症的年輕女
性約有7成會併發飲食障礙。

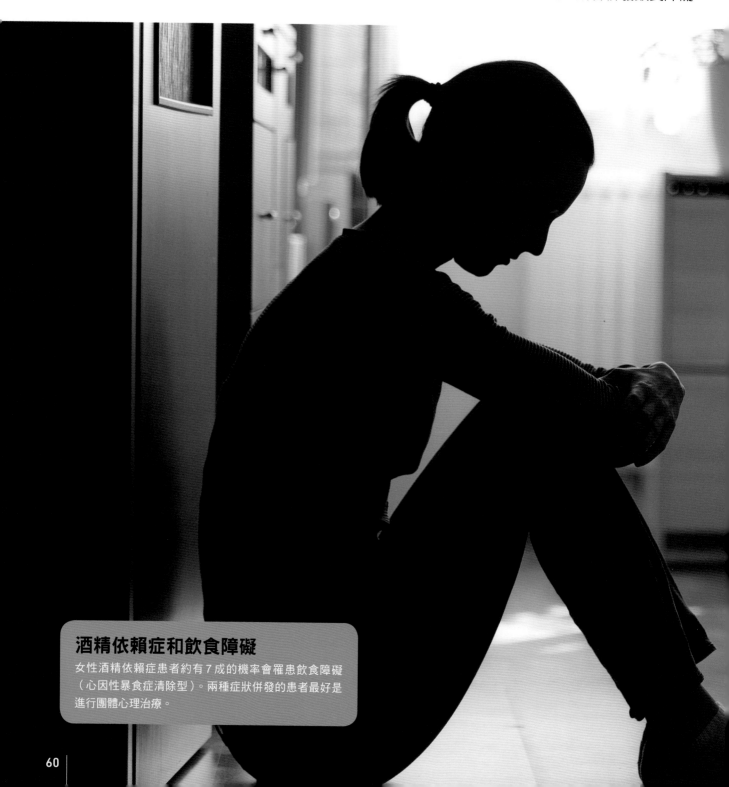

酒精依賴症和飲食障礙
女性酒精依賴症患者約有7成的機率會罹患飲食障礙
（心因性暴食症清除型）。兩種症狀併發的患者最好是
進行團體心理治療。

其中又以心因性厭食症暴食清除型（AN-BP）或心因性暴食症清除型（BN-P）的比例最高。這兩型會大量使用瀉藥或其他藥物，將吃下的東西排出體外。

有時還會併發其他精神疾患

健康年輕女性的心因性暴食症清除型罹患率為1～2％。然而，年輕女性酒精依賴症患者約有7成為飲食障礙。偶爾也會有年輕男性酒精依賴症患者併發飲食障礙。

另外，伴隨飲食障礙的酒精依賴症，將會有很高的機率併發憂鬱症、焦慮症或邊緣型人格疾患（borderline personality disorder）。

酒精依賴症的團體治療很有效

飲食障礙和酒精依賴症有許多共通點。若要治療併發這兩種症狀的患者，進行酒精依賴症所採用的團體心理治療（group psychotherapy）會很有效。

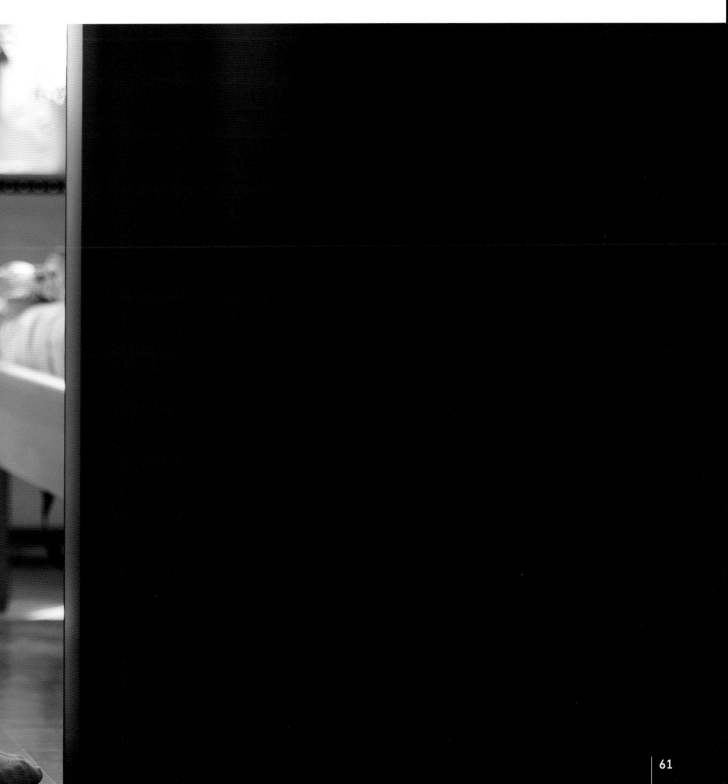

自殘行為

傷害自己身體的依賴症

自殘行為是基於自殺以外的意圖,弄傷自己身體的行為。

比如割腕就是弄傷手腕的行為,但是弄傷的部位不限於手腕,也有些人會弄傷胳膊、大腿或肚子。

自殘行為不僅限於弄傷身體,也有人會用頭去撞牆、拿尖銳的東西刺皮膚,或將點了火的香菸摁在身體上。

做出自殘行為的人心懷憤怒、不安或絕望,透過自殘行為即可緩和難受的情緒,獲得安心感。

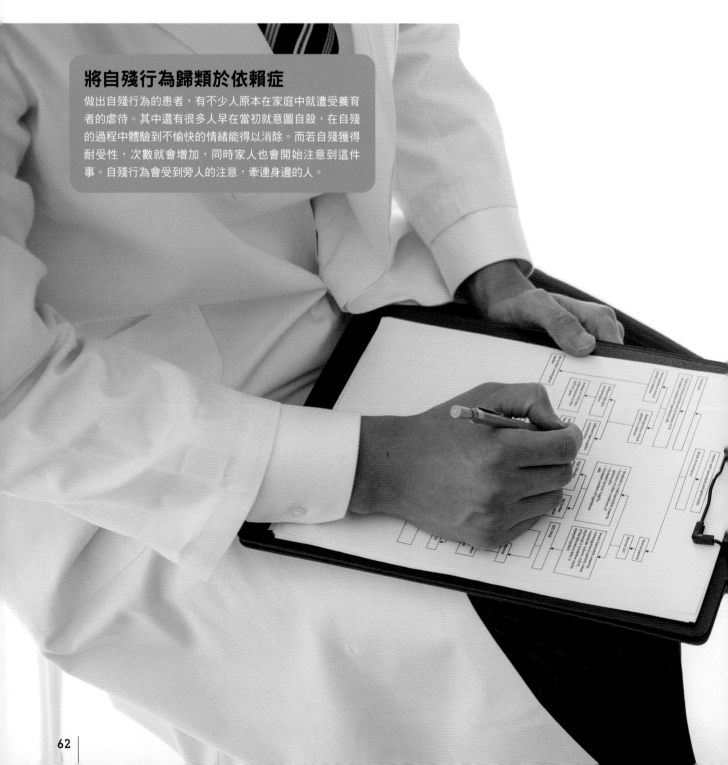

將自殘行為歸類於依賴症

做出自殘行為的患者,有不少人原本在家庭中就遭受養育者的虐待。其中還有很多人早在當初就意圖自殺,在自殘的過程中體驗到不愉快的情緒能得以消除。而若自殘獲得耐受性,次數就會增加,同時家人也會開始注意到這件事。自殘行為會受到旁人的注意,牽連身邊的人。

自殘行為與物質依賴症類似

1995年費耶（Pamela Faye）博士的研究發現，自殘行為雖然不會造成耐受性上升或戒斷症狀，不過藉此暫時從不愉快的情緒中解脫的同時，最後還是會造成自尊心低落、罪惡感或孤獨感，這一點和物質依賴症有相似之處。

另外，從松本博士等人於2005年的研究可知，有75～85％的自殘行為患者即使想要戒掉自殘行為，仍然會反覆做出傷害自己的行為，甚至出現控制障礙。

自殘行為容易愈演愈烈

自殘行為的特徵在於容易愈演愈烈。雖然出現耐受性的機制尚未釐清，不過患者往往會為了獲得和以前同樣的效果，增加自殘行為的次數，或是弄傷身體的各個地方。

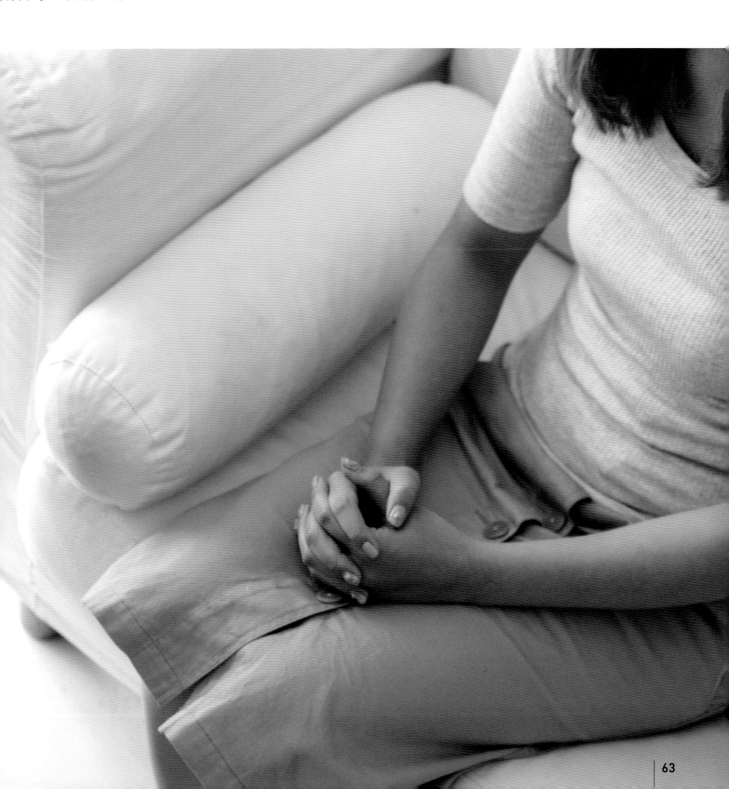

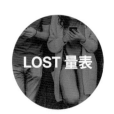

LOST 量表

有助於早期發現
賭博依賴症的分類檢測

剛開始是因為有點興趣、受人邀約而開始賭博、玩電子遊戲或做出其他依賴行為。然而在反覆持續依賴那個行為的過程中，就變得想戒也戒不掉。

尤其是賭博依賴症，更是會在花費時間的同時，逐漸增加依賴的程度，隨著次數增加，欠款變得龐大，經常因為債務問題而暴露病情。賭博依賴症不但會在社會上失去信用，生活也常會窮困潦倒。只要能在早期查出是否有

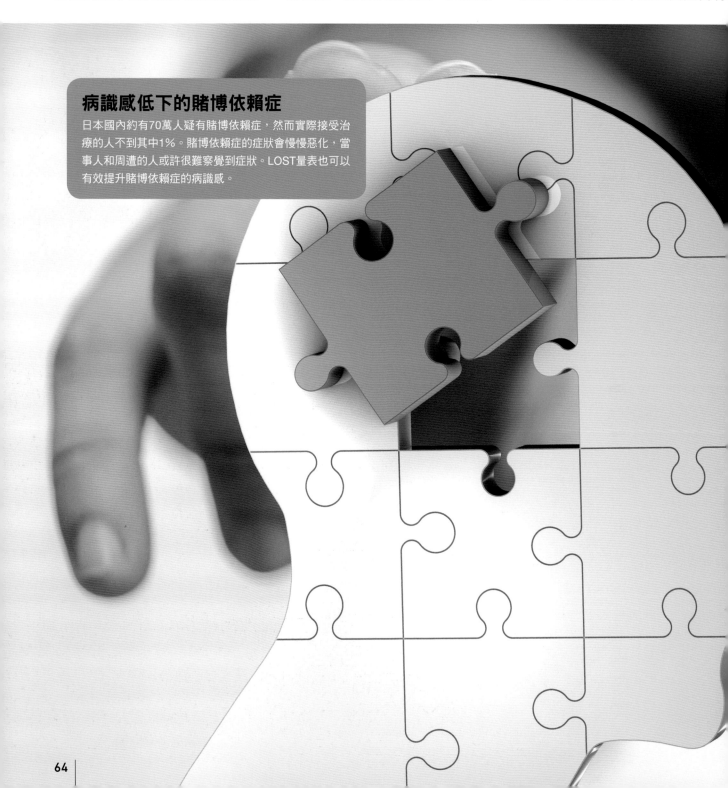

病識感低下的賭博依賴症

日本國內約有70萬人疑有賭博依賴症，然而實際接受治療的人不到其中1%。賭博依賴症的症狀會慢慢惡化，當事人和周遭的人或許很難察覺到症狀。LOST量表也可以有效提升賭博依賴症的病識感。

依賴症，早期治療，就可以將依賴降到最低。

僅用4個項目就知道是否有依賴症

以往採用的賭博依賴症量表是南奧克斯賭博問卷（South Oaks Gambling Screen），或是美國精神醫學學會的精神疾病診斷標準DSM。不過問卷的題目數量很多，需要花費一番心力去回答這些題目。

於是日本就開發出「LOST」量表（下圖）。擷取無節制（Limitless）、再一次（Once again）、保密（Secret）、贏回金錢（Take money back）這4個問題的開頭字母，命名為「LOST」。

這個量表是根據日本賭博依賴症問題研究會的法人代表田中紀子女士、國立精神暨神經醫療研究中心的松本俊彥博士，以及筑波大學醫學醫療系森田展彰博士等人的調查研究開發而成。　🪐

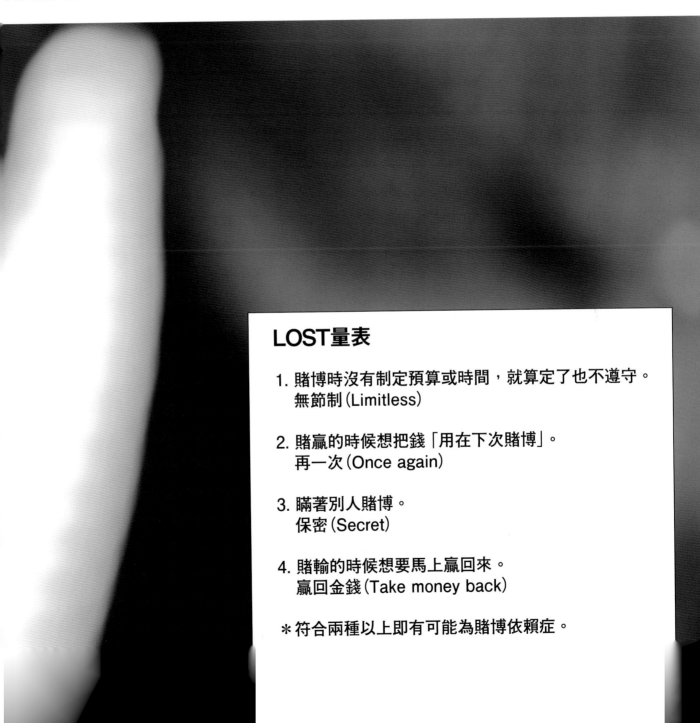

LOST量表

1. 賭博時沒有制定預算或時間，就算定了也不遵守。
   無節制 (Limitless)

2. 賭贏的時候想把錢「用在下次賭博」。
   再一次 (Once again)

3. 瞞著別人賭博。
   保密 (Secret)

4. 賭輸的時候想要馬上贏回來。
   贏回金錢 (Take money back)

＊符合兩種以上即有可能為賭博依賴症。

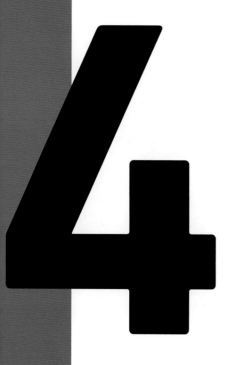

對人的依賴

懷有酒精依賴症、遊戲依賴症或其他相關問題的人,其共通的特徵在於「不愛惜自己」。擁有這種特徵的人,不只是容易捲進傷害自己的人際關係,也往往無法脫身。這一章將會談到傷害自己的人際關係依賴症(共依賴)。

協助　松本俊彦

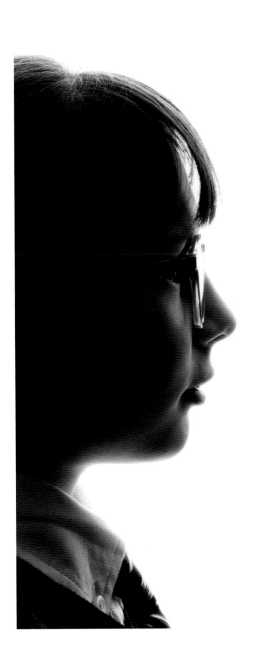
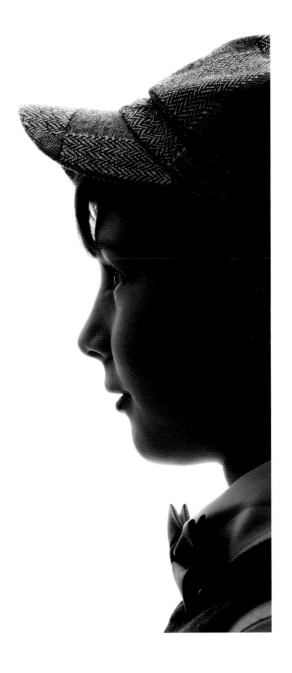

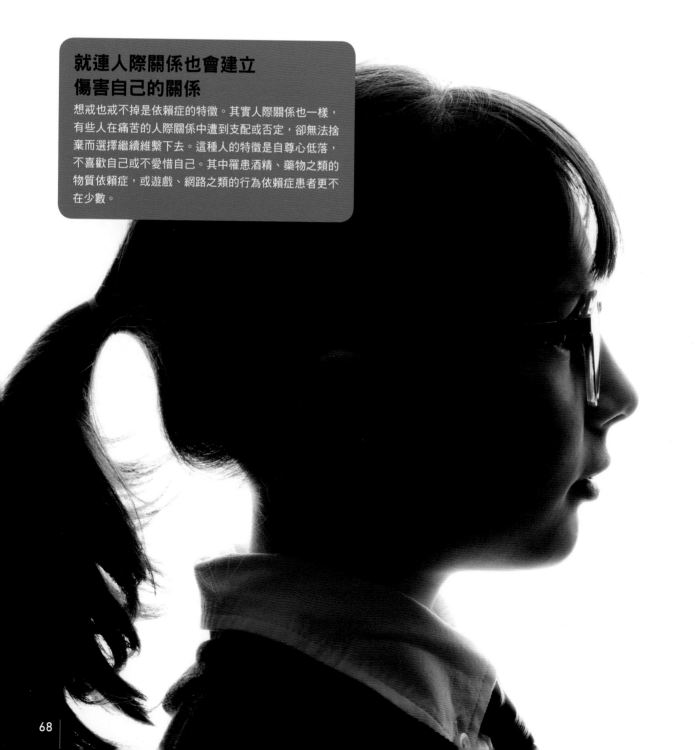

為什麼會產生對人的依賴呢？
對人的依賴是什麼？

第 1章介紹的自我藥療假說，認為一個人罹患依賴症的原因不只是「追求快感」的正增強，還有「減少或緩和痛苦」的負增強。其實許多依賴症患者在使用依賴性物質或做出依賴性的行為之前，就已經在承受某種心理上的痛苦。

為什麼會對人
產生依賴呢？

為了緩和痛苦而與人建立關

就連人際關係也會建立
傷害自己的關係

想戒也戒不掉是依賴症的特徵。其實人際關係也一樣，有些人在痛苦的人際關係中遭到支配或否定，卻無法捨棄而選擇繼續維繫下去。這種人的特徵是自尊心低落，不喜歡自己或不愛惜自己。其中罹患酒精、藥物之類的物質依賴症，或遊戲、網路之類的行為依賴症患者更不在少數。

係，稱為對人的依賴。這種依賴症所產生的問題，哪怕這段人際關係讓自己受到傷害、暴力或否定，也會持續下去。

即使遭受到暴力也想要在一起

人類是社會性的動物，會在尊重彼此立場或人格的同時成長，互相支持，建立健康的人際關係。然而，對人有依賴問題的人，很難說是在建立健康的人際關係。

比如有些人明明再三遭受對方的暴力，卻無法從承受暴力的狀態中逃離，其中還有人在承受暴力之後，覺得對方需要自己。

會像這樣建立傷害自己的人際關係，是因為自尊心低落或缺乏自信所致。所以，即使是會否定自己、支配自己的人際關係，也多半會加以容忍。

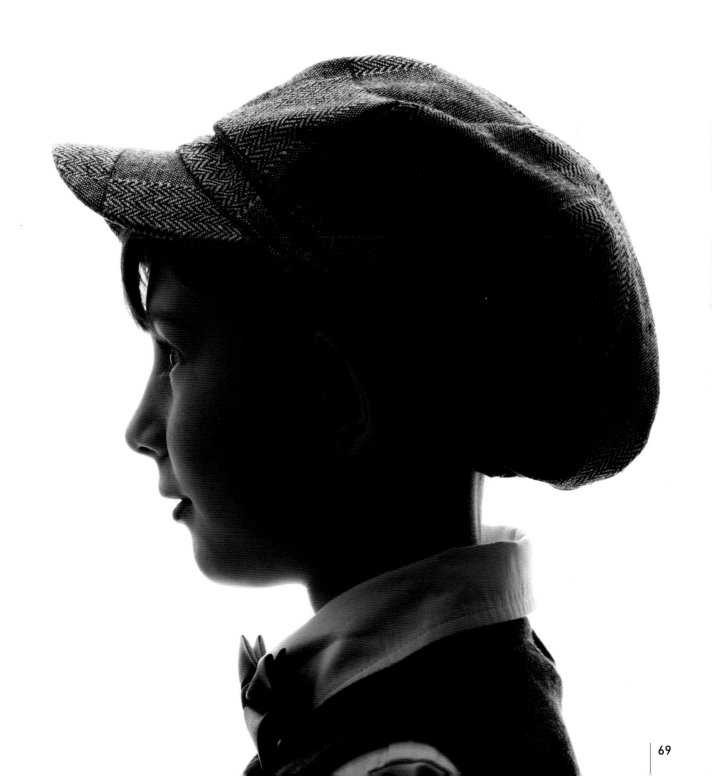

對自己漠不關心的「共依賴」人際關係是什麼？

共依賴並不是醫學診斷的名稱，而是美國在1970年代自然產生的詞彙。患者的家人受到依賴症患者的牽連，給予酒精依賴症或藥物依賴症患者資源，人生也連帶被打亂。這樣的狀態就稱為共依賴。

藥物依賴症患者的家人，會試圖幫忙解決因為依賴症而產生的各種問題。

然而，家人愈是拚命，當事人就愈不在乎自己的健康或社交生

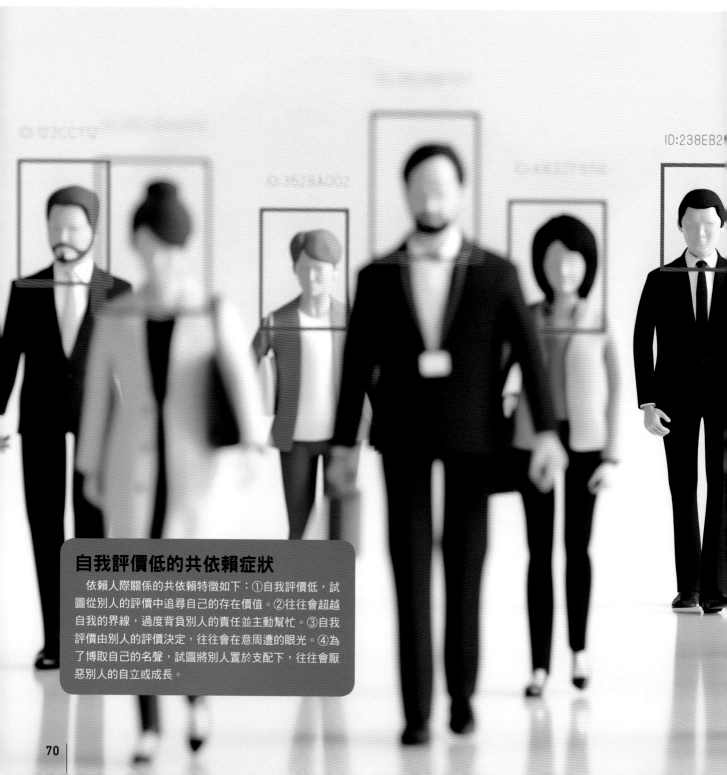

自我評價低的共依賴症狀

依賴人際關係的共依賴特徵如下：①自我評價低，試圖從別人的評價中追尋自己的存在價值。②往往會超越自我的界線，過度背負別人的責任並主動幫忙。③自我評價由別人的評價決定，往往會在意周遭的眼光。④為了博取自己的名聲，試圖將別人置於支配下，往往會厭惡別人的自立或成長。

活能不能維持，導致依賴症的症狀惡化，遂使家人受到牽連更深。這在臨床現場的治療上稱為共依賴。

對自己漠不關心的共依賴

共依賴是沒有把焦點放在自己身上的狀態。比如自己的價值不由自己決定，只會配合周圍的期待，拚命解決別人的問題，沒有思考自己到底想做什麼。

當然，為了別人而行動，或是想要獲得周遭的認可，是相當自然的事。

不過，就如藥物依賴症或酒精依賴症的配偶一樣，做得愈拚命，狀況就愈惡化。

這時就有可能是人際關係中隱藏著共依賴的問題。罹患酒精或藥物依賴症的人，其家人往往會具備共依賴的症狀。

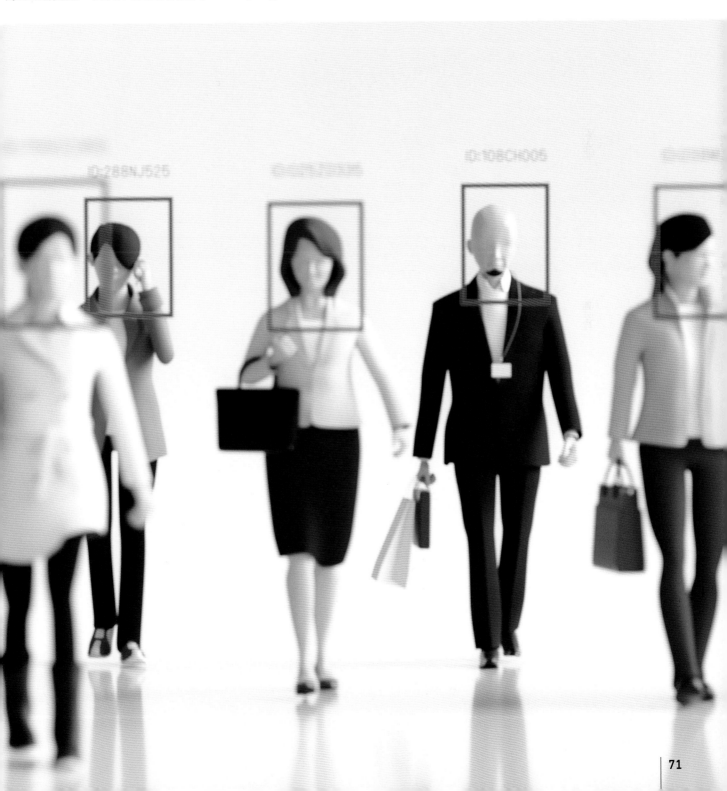

親子依賴症

藉由讓對方需要自己
找到身為父母的價值

自尊心或自我評價低的人容易陷入共依賴，這種依賴在親子關係中也容易發生。比如

有的父母會照顧孩子到妨礙他們自立的程度。假如以共依賴的觀點來說，就是藉由照顧孩子確立

自己的存在價值。為什麼會做出這種行為呢？有時是因為父母本人受過精神上和身體上的虐待，

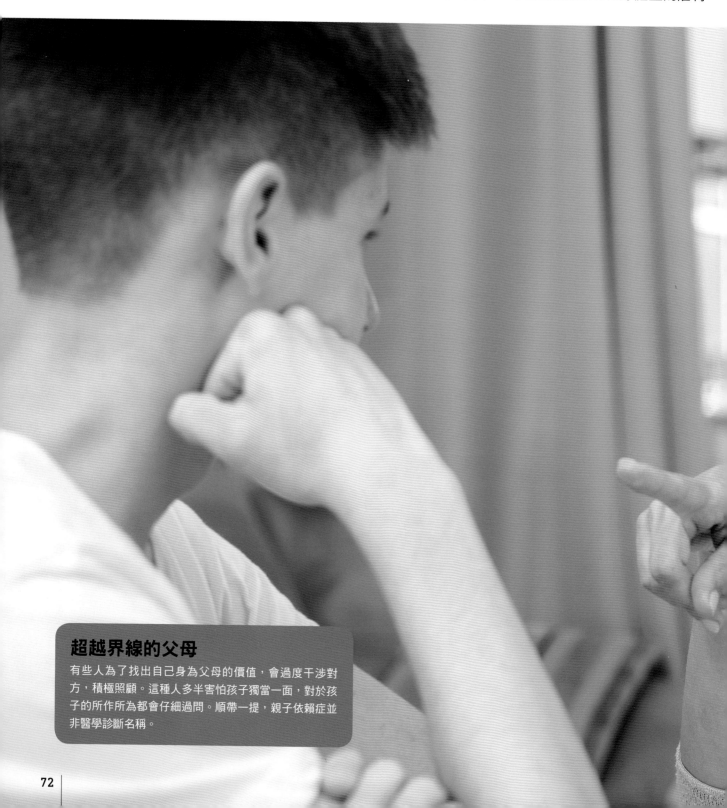

超越界線的父母

有些人為了找出自己身為父母的價值，會過度干涉對方，積極照顧。這種人多半害怕孩子獨當一面，對於孩子的所作所為都會仔細過問。順帶一提，親子依賴症並非醫學診斷名稱。

或是他們過去也曾在父母過度保護、過度干涉或漠不關心的狀態下長大，無法與孩子建立適當的關係。

「為了你好」之類的 支配型措辭

比如有些父母會針對孩子的髮型、服裝、隨身物品或言行舉止等細細叮嚀或是加以指點。又或是關於工作、健康管理、戀愛或結婚方面，明明不是父母的事情，卻要事事過問。還有的會搶先幫忙，不讓孩子做任何事情。

做這種事的時候，常用的口頭禪有「我是為了你才說的」、「我是認為這樣對你好才說的」。

這些話往往不是為了孩子而說，而是為了自己。多半不將孩子視為獨立的人格，而是為了建立父母支配孩子的人際關係。

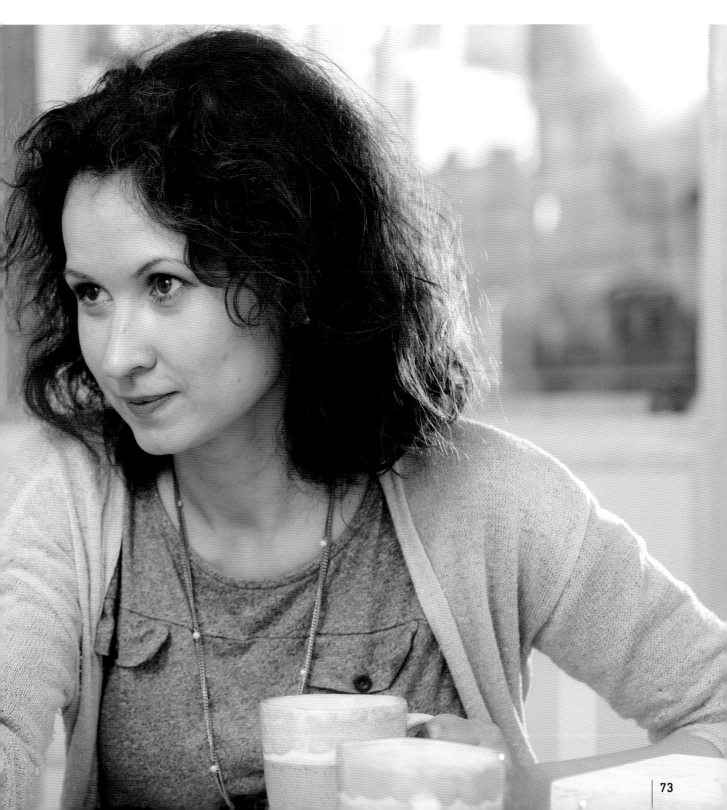

夫妻依賴症

將彼此置於自己的支配下
所引發依賴式的夫妻關係

夫妻依賴症指的是共依賴特徵發生在夫妻關係上的狀態。原本夫妻應該建立起親密的人際關係，卻摻雜否定對方存在或支配對方的要素。

比如說，有些人明明遭受暴力或否定，卻無法分手。對方明明不需要卻仍堅持主動幫忙，或是對方沒有要求卻堅持提出忠告。

**┃自我評價過低
會造成夫妻依賴**

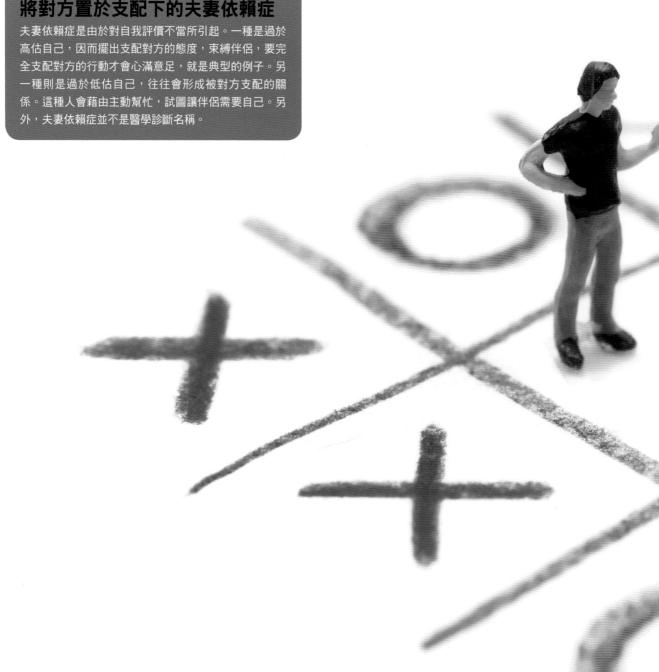

將對方置於支配下的夫妻依賴症

夫妻依賴症是由於對自我評價不當所引起。一種是過於高估自己，因而擺出支配對方的態度，束縛伴侶，要完全支配對方的行動才會心滿意足，就是典型的例子。另一種則是過於低估自己，往往會形成被對方支配的關係。這種人會藉由主動幫忙，試圖讓伴侶需要自己。另外，夫妻依賴症並不是醫學診斷名稱。

像這樣試圖將對方置於自己支配下的關係，原因往往是自我評價過低。比如每當對方沉默或露出不高興的表情後，就會思考是不是自己哪裡不好，認為自己有缺點而感到不安，這種情形就是因自我評價過低而起。

而主動幫忙對方的行為基礎，是想要藉由施恩，向對方尋求回報，進而維持與對方的關係。

信任自己
建立親密的人際關係

真正親密的人際關係，與前述

夫妻依賴的支配關係絲毫沾不上邊。所以要記得，信任自己，信任對方，是非常重要的事情。

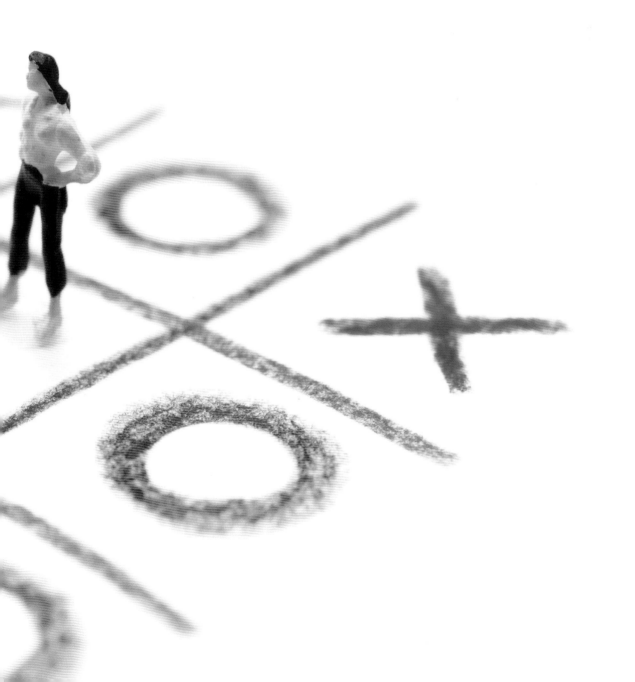

戀愛依賴症

無法在戀愛關係
建立親密關係

戀愛依賴症指的是共依賴關係表現在戀愛這種親密的人際關係之上。

戀愛依賴症大致可分為兩種。

一種會對伴侶竭盡全力，稱為利他型依戀。當事人藉由供養或盡力為對方自我犧牲以向對方施恩。這樣一來就會讓對方覺得內疚，進而強化關係。

形成無法與對方親密的戀愛關係

迴避親密的戀愛關係

依賴人際關係的共依賴具有各種特徵。比如人際關係加深的過程中，過於害怕遭到傷害或拋棄，於是主動採取「迴避型依戀行為」，不與對方太過親密。這種迴避型依戀行為的原因在於自尊心低落。此外，戀愛依賴症並不是醫學診斷名稱。

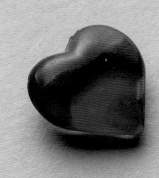

另一種是當關係加深後，為了採開戀愛關係中「遭到拋棄的焦慮」或「遭到傷害的焦慮」，便會特意迴避親密關係。

像這種採取迴避型依戀（avoidant attachment）行為的人，往往在自己與別人之間建立了心防，亦即心理上的界線。不過，這種心防的特徵在於有個別差異。有些人較高，有些人則較低，依每個人的性格而異。

藉由迴避行為支配對方

有些採取迴避型依戀行為的人，為了將對方置於支配之下，每當戀愛關係加深後，就會特意做出迴避親密的行為，讓心懷好感的伴侶變得焦慮，因而形成依戀關係。另外，採取迴避型依戀行為的伴侶，也有不少人具有利他型依戀的傾向，會為對方竭盡全力。就像這樣，戀愛依賴症患者在戀愛中建立起的人際關係，往往否定或支配遠大於親密。

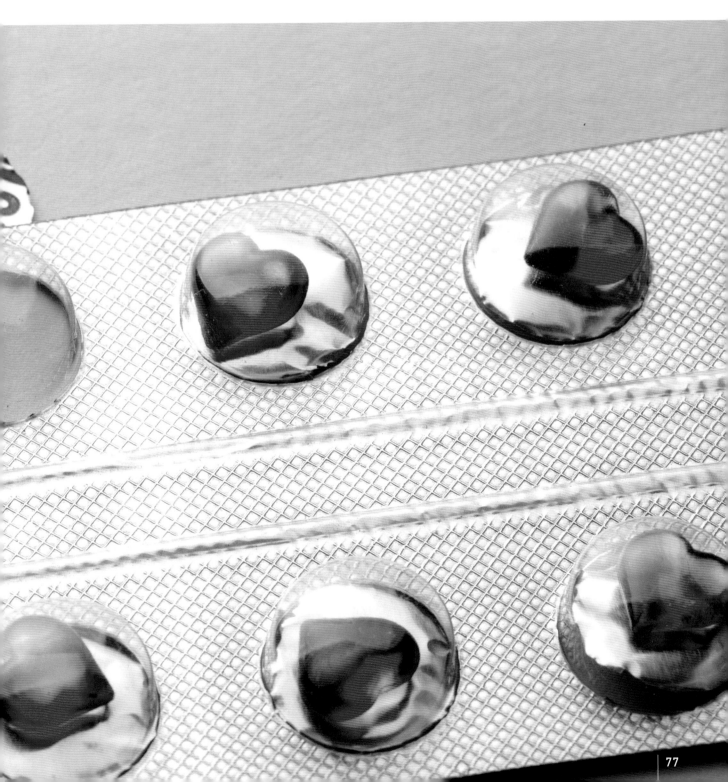

查出是否共依賴的三個重點

就如目前為止看到的一樣，建立依賴症人際關係的人，似乎具備一定的思維傾向或行為傾向。造成共依賴關係的人會有以下三種傾向。

▌犧牲自己的人生

第一種關係是自己在親子關係、夫妻關係或戀愛伴侶等方面遭到否定，或是受到對方支配。

比如總是由自己承擔重責大任，肩負高風險的關係，就可說

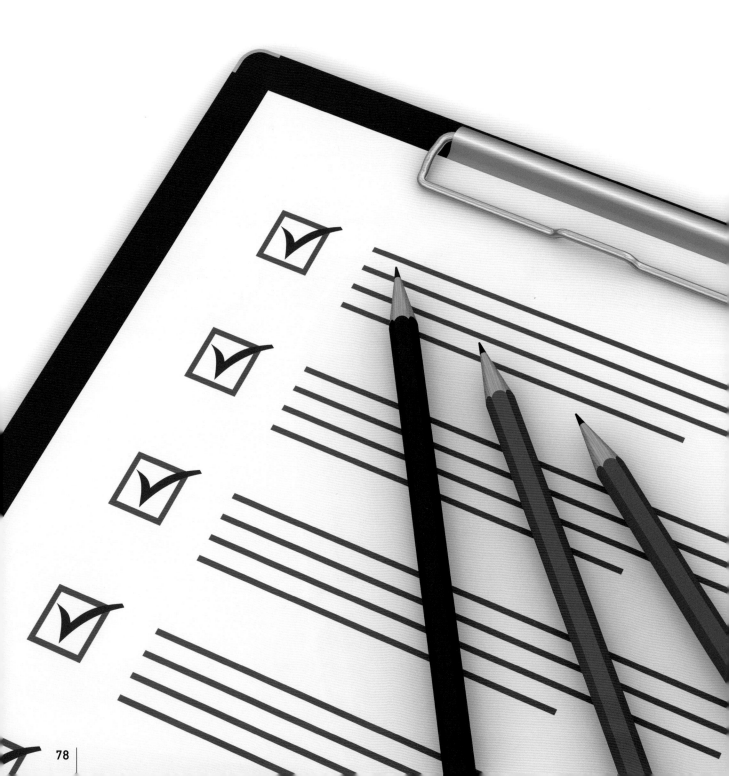

是自我犧牲的行為。

連對方做什麼都要再三過問

第二種關係是連原本該由對方決定和思考的事情，都要幫忙決定或指示。比如在親子關係中，孩子要帶去學校的東西統統都要檢查，要是孩子忘了帶，就會送到學校去，這樣的人或許就有強烈的共依賴傾向。因為超過自己的責任範圍，以至於寵壞對方的情況也不罕見。

總會在乎別人的評價

第三種人際關係是總會在乎別人的評價。比如有的人會認為，要是在職場上沒有人見人愛，就是在否定自己作為社會人士的資格。這種人往往會為了配合別人的評價，讓自己陷入絕境。 ✏️

重點1：否定自身存在的人際關係

重點2：總是在意對方的性格

重點3：過於在乎別人評價的性格

嘗試盤點自己的人際關係

要知道自己的人際關係是否屬於共依賴，就需要再次回顧自己的人際關係是什麼樣子。比如思考或回想人際關係中是否遭到否定或支配，也是件重要的事情。

新冠肺炎疫情會讓
依賴症人數增加嗎？

2022年11月9日，全世界現存的新型冠狀病毒的感染者就有6億3284萬4733人。

死者約有660萬人，還在逐日增加中。雖然各國已經逐漸放寬限制，但即使到了2022年，疫情還是沒有要結束的跡象。

壟罩著全世界的新冠肺炎疫情會對依賴症造成什麼樣的影響呢？

⊚ 因限制外出而理所當然待在家裡

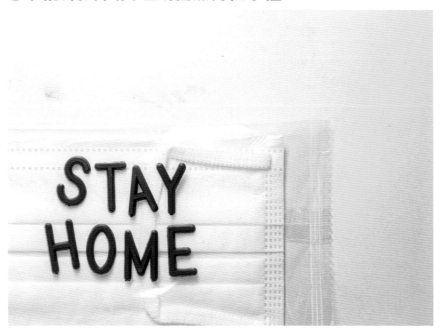

在限制外出的影響下，避免不必要且不緊急的外出，待在家變得理所當然。當自助團體也難以舉行集會，依賴症的症狀有時就會受到波及而惡化。

減少外出下受依賴症 影響的嚴苛環境

雖然台灣的疫情比較晚才爆發，不過值得注意的是，由日本政府宣導的自肅規定，即減少外出，會導致酒精依賴症的症狀增加。

根據日本東京2020年6月實際改採遠距工作後的調查可知，員工數30名以上的企業，採用遠距工作的比率為57.8%。不過松本博士指出，採用遠距工作可能會觸發依賴症。

松本博士表示：「採用遠距工作之後，無法明確切換上下班模式的人就會增加。還有案例是下班後邊喝酒邊處理簡單的工作，逐漸養成從白天就開始喝酒的習慣，再逐漸演變成酒精依賴症。」

在家裡喝酒的機會變多，酒不夠了就會去買，結果在醉醺醺的狀態下搭車，以及因為酒駕而遭到檢舉的案例，逐漸在日本增加。松本博士說：「無須擔心趕不上末班車的線上飲酒聚會，也會讓人可能整天都在喝酒。」

另一方面，能讓懷有酒精依賴症和其他各種依賴症狀的人容身的自助團體（self-help group），也因為限制外出而無法舉行。所以會開始繼續飲酒或重拾依賴性物質或行為，導致依賴症的症狀惡化。

松本博士補充：「要從依賴症康復過來，持續戒掉酒精或藥物，就要記得定期參加自助團體。無法做到這一點，以至於

⊘ 不用趕末班車的線上飲酒會，會讓酒精依賴症惡化嗎？

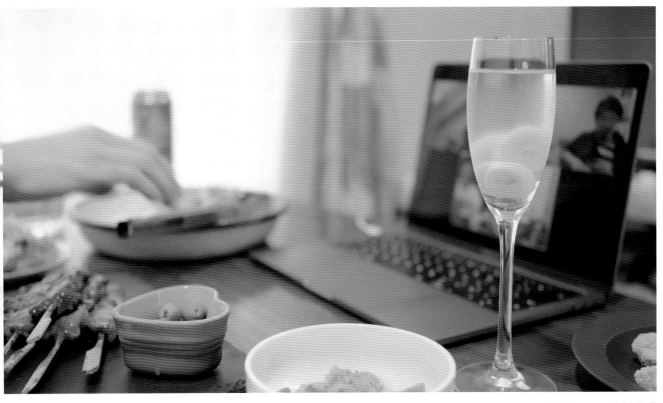

不用趕末班車的線上飲酒會，也會變成沒有時間限制的飲酒會。長期持續飲酒養成習慣後，也可能會演變成酒精依賴症這種危險的喝法。飲酒時要記得討論時間長度。

再次飲酒或再次用藥的人並不少。不過，自助團體也開始舉辦線上會談了。」

線上自助團體也在開辦當中

2020年4月20日，在日本藉由線上方式聯繫自助團體的依賴症聊天室A.D.N.G.開辦了。線上的好處在於可以從全國各地相聚。另外，參加線上自助團體而康復的人也在增加當中。2020年12月時，就已經開辦了酒精、藥物、飲食障礙及其他相關的線上會談。

新冠疫情的焦慮和壓力

世界衛生組織於2020年3月發表《COVID-19爆發期間的物質使用與成癮行為相關簡報》（Briefing note on substance use and addictive behaviours during the COVID-19 outbreak）。其中提醒大家注意的是，新型冠狀病毒感染擴大的時期，限制外出容易讓人產生不健康的行為傾向，可能會因為壓力或焦慮，反而去攝取酒精、使用抗焦慮劑，玩線上遊戲或賭博。

松本博士接著補充：「雖然無法提出具體的數字，但從臨床的狀況或熟識醫生的報告可知，新冠肺炎疫情讓10幾歲兒童依賴或濫用市售藥的情況增加了。雖然因外出受到限制使家人相處的時間增加，不過在發生虐待的家庭，反而更會導致焦慮或壓力。」

新型冠狀病毒導致的傳染病還沒有收斂的跡象。雖然壓力或焦慮仍在擴大，但為了預防依賴症，首先要記得過規律的生活。另外也要留意自己內心的狀況是否失常，要是飲酒或玩電子遊戲的時間增加，也許就是感到壓力或焦慮的前兆。

假如有心理上的煩惱或依賴症的煩惱，不妨打電話諮詢精神保健福祉中心、專業醫療機構或其他相關機構。

🪐

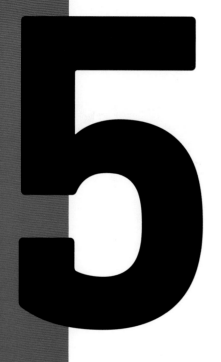

依賴症與腦

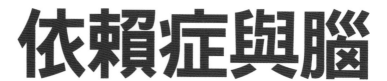

依賴症與人腦的運作機制息息相關。引發物質依賴的藥物，會操縱維繫我們人類生命所需的腦神經迴路，接著就會產生各種身體反應，導致依賴症惡化。這一章將會介紹依賴性物質或行為如何操縱人腦。

協助　松本俊彦

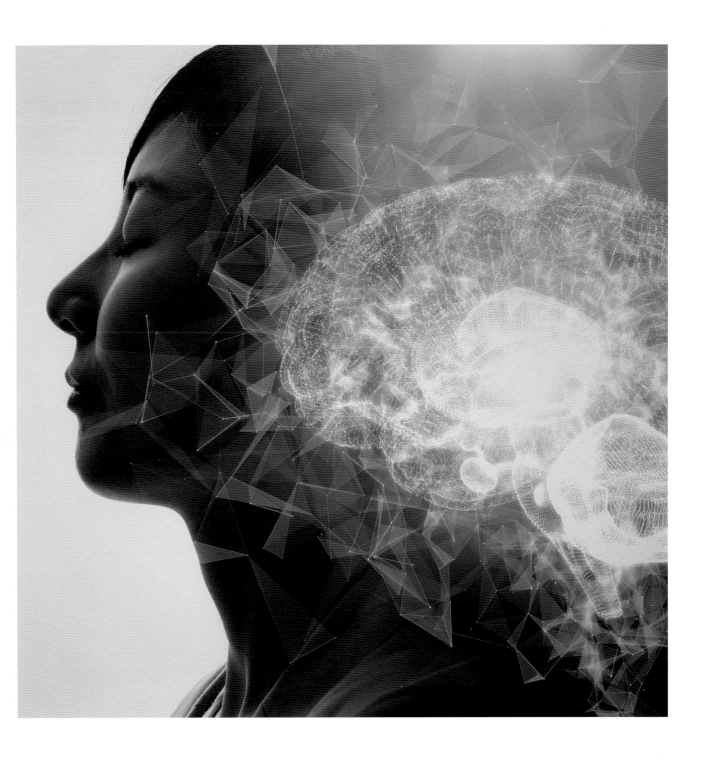

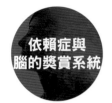
引發依賴症的
神經迴路「獎賞系統」

第 2 章也稍微介紹過，腦的獎賞系統指的是在「慾望滿足時」或「慾望快要滿足時」彰顯快感的神經迴路。

慾望從生物性的慾望到社會性的慾望都有。前者包含食慾、睡慾、性慾、調整體溫或口渴，後者則包含受到別人認可、獲得別人的愛或養兒育女。

神經傳導物質多巴胺在這套神經迴路中扮演重要的角色。當我們擁有想要開始做什麼的意志，可望能夠達成時，多巴胺的功能就會活躍起來，提升用功讀書或工作的效率。

▌釋放多巴胺的 腦部區域

以下就將箇中機制說明得更詳細一點。多巴胺的分泌源是位在中腦稱為「腹側蓋區」（ventral

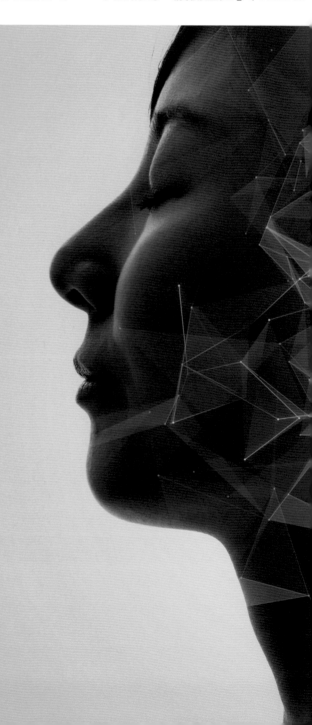

腦的獎賞系統與 維持人類生命息息相關

腦的獎賞系統是產生情緒、促進、抑制或調整行動的腦神經迴路。假如慾望獲得滿足，就會釋放神經傳導物質多巴胺，將其記憶成愉悅（快感）的感覺。最近發現獲得別人認可、想要找到夥伴以及生兒育女的熱情，也會影響多巴胺分泌。

tegmental area）的神經細胞，以及稱為「黑質」（substantia nigra）部分的神經細胞。

從腹側蓋區釋放的多巴胺稱為獎賞系統多巴胺，當慾望滿足或達成某件事情時就會釋放出來，讓人體驗到快感。這種多巴胺與依賴症的發作有關。

反觀從黑質釋放的多巴胺則與意志或運動有關，影響到會意志消沉、喜怒哀樂減少的帕金森氏症。檢查罹患帕金森氏症者的腦後發現，神經細胞的功能出現了障礙。

將經驗記憶為愉悅事物的機制

位在腹側被蓋區的神經細胞，會將稱為軸突的細長纖維伸到腦的其他區域。這就是此篇開頭提到的神經迴路獎賞系統。

其他區域包含情感中樞「杏仁核」和「前扣帶迴皮質」、與養成習慣有關的「新紋體」、與記憶事實或事件有關的「海馬迴」、以及司掌判斷或計畫的「前額葉皮質」等。

位在腹側蓋區的神經細胞釋放多巴胺後，經驗就能藉此化為愉悅的記憶，與正面的情緒結合。

這種記憶經過強化之後，即使沒有實際獲得獎賞，多巴胺也會釋放出來，使獎賞系統運作。

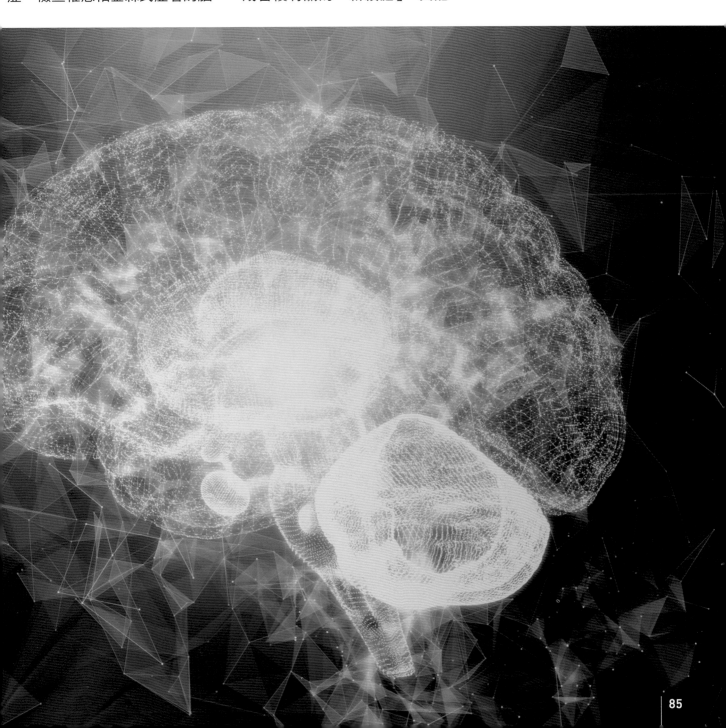

神經傳導物質多巴胺的作用
是產生愉悅感

腹 側蓋區神經細胞產生的「腦快感程度」，取決於多巴胺釋放的狀態。

從神經細胞釋放的多巴胺會擴散到突觸間隙，亦即神經細胞和神經細胞之間充滿蛋白質和其他液體的空隙，然後再發揮作用。

其實細胞不只在腦內會彼此交換物質，在體內也會進行。不過，細胞和細胞之間在體內釋放的傳導物質激素，會藉由血液和其他媒介在體內擴散。然而，釋放在腦內突觸間隙的多巴胺則不會擴散。因為有名為「多巴胺轉運子」（dopamine transporter）的蛋白質發揮作用，讓神經細胞將多巴胺回收，累積起來準備下一次釋放。這種機制可以避免多巴胺擴散超過需求。因此，要是妨礙多巴胺轉運子的功能，多巴

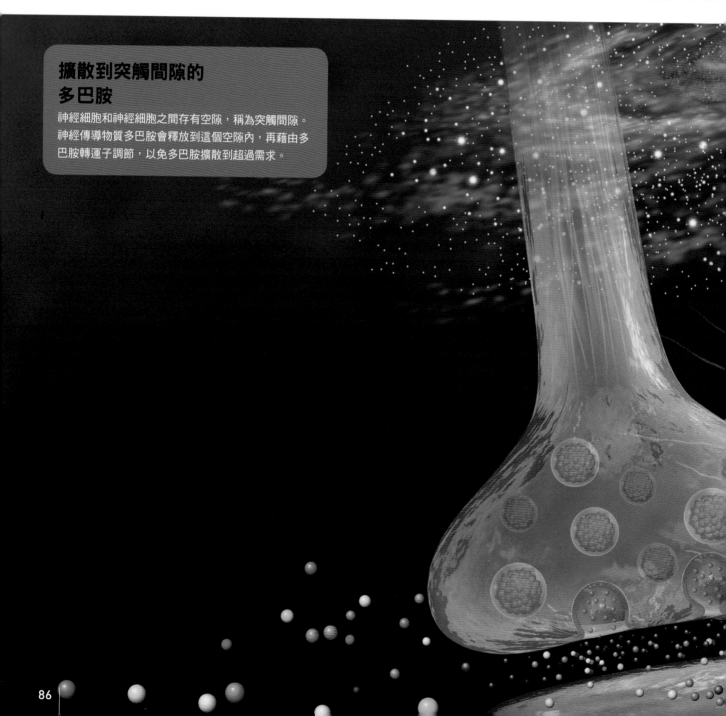

擴散到突觸間隙的
多巴胺

神經細胞和神經細胞之間存有空隙，稱為突觸間隙。神經傳導物質多巴胺會釋放到這個空隙內，再藉由多巴胺轉運子調節，以免多巴胺擴散到超過需求。

胺就會長期作用於神經細胞，增強快感，效力也變得持久。這就是第2章介紹的酒精和其他抑制類藥物的功效。

獎賞不足症候群與依賴症

ADHD（注意力缺失過動疾患）當中有種症狀稱為獎賞不足症候群（reward deficiency syndrome）。目前已知具有這種症狀的人，神經細胞受體接收

多巴胺的功能會低落。ADHD的治療用藥與古柯鹼作用相同，能夠妨礙多巴胺轉運子的功能，讓多巴胺容易被受體吸收。

ASD的症狀比例居高的依賴症是什麼？

前面已經介紹過發展障礙（developmental disorder）患者容易罹患依賴症。其實幾乎所有的發展障礙患者，都會呈現ADHD和ASD（自閉症類群障礙

症）的混合症狀。

雖然未能取得統計上的資料，不過ASD容易對社交產生影響，症狀愈嚴重愈容易罹患柏青哥、電子遊戲或其他與別人互動稀少的依賴症。

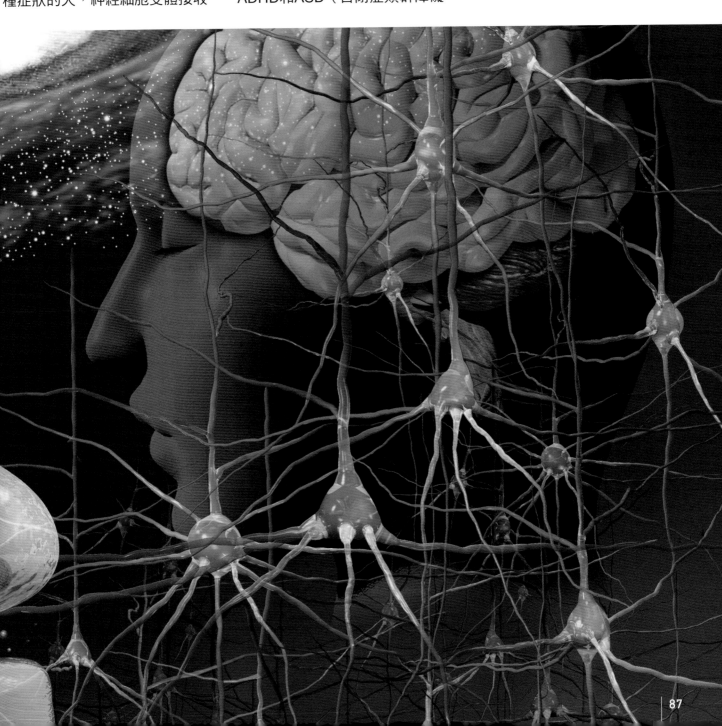

藥物和其他依賴性物質會操縱受體系統

酒精和其他類似的藥物，能夠運用腦當中的神經傳導物質多巴胺及其受體（多巴胺受體），引發興奮或愉悅的情緒。

愛沙尼亞的神經科學家潘克沙普（Jaak Panksepp，1943～2017）博士等人，研究關於依賴症腦的神經迴路如何居中調節

情感的衝動。他們透過大鼠的實驗指出，藉由嗎啡（morphine）、安非他命或其他類似的藥物，就可以操縱大腦中正常運作的受體

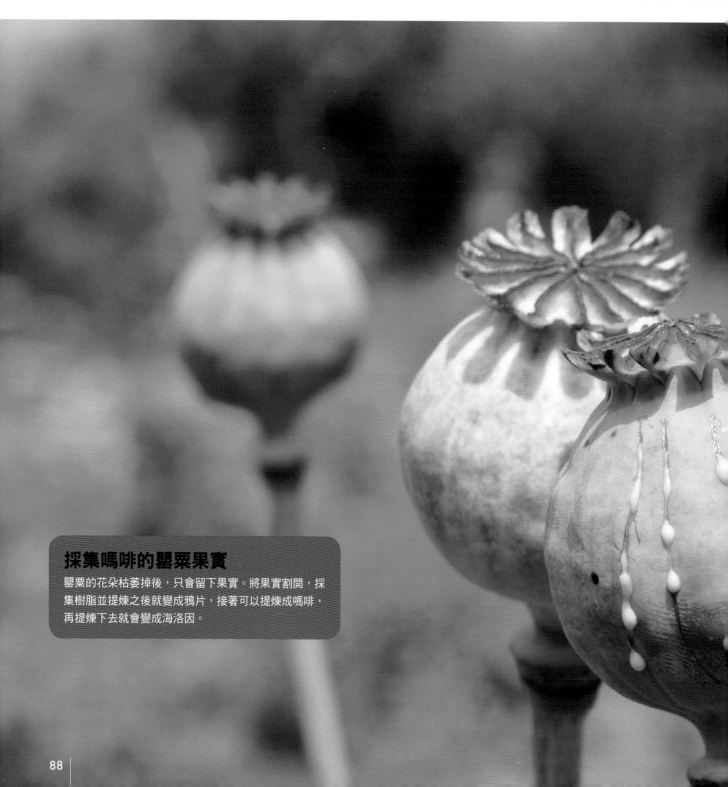

採集嗎啡的罌粟果實

罌粟的花朵枯萎掉後，只會留下果實。將果實割開，採集樹脂並提煉之後就變成鴉片，接著可以提煉成嗎啡，再提煉下去就會變成海洛因。

系統。

發揮與腦內麻藥
腦內啡相同的作用

比如腦內原本就有種神經傳導物質及其受體，稱為腦內啡（endorphin），會作用於獎賞系統，帶來幸福感。

由於嗎啡與腦內啡在構造上類似，受體會像吸收腦內啡一樣吸收嗎啡，再作用於神經細胞。結果就會和腦內啡一樣，發揮去除身體痛苦或情感痛苦的效果。

能夠解除
抑制多巴胺的鎖

另外，腦內還有種神經傳導物質及對應的受體，稱為 γ -胺基丁酸（GABA），會抑制多巴胺的功能並鎖住其釋放。

酒精和 γ -胺基丁酸的構造類似。所以當酒精透過血液進入腦內後，對應 γ -胺基丁酸的受體就會解鎖。然後多巴胺就會間接增加，得以獲得快感。

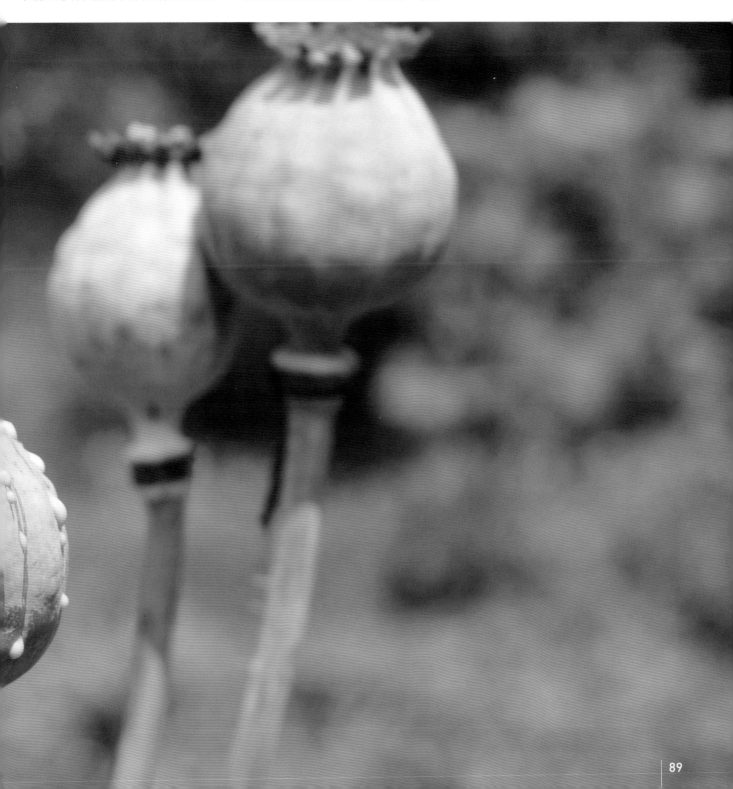

因受體變化而
引發依賴症的機制

一旦形成依賴症,我們的腦部運作機制與健康的狀態相比,會有什麼具體的變化呢?

一旦形成依賴症,腦內的多巴胺就會與受體結合,對神經迴路活化的機制造成各式各樣的影響。

比如不斷多次使用依賴性藥物或其他類似物質之後,就會發生受體變少的現象。要是受體持續減少,神經傳導物質的釋放量也會隨之減少。

這麼一來,就需要更多藥物,才能夠和以前一樣釋放多巴胺,活化獎賞系統的神經迴路。

腦內的戒斷症狀因而發生

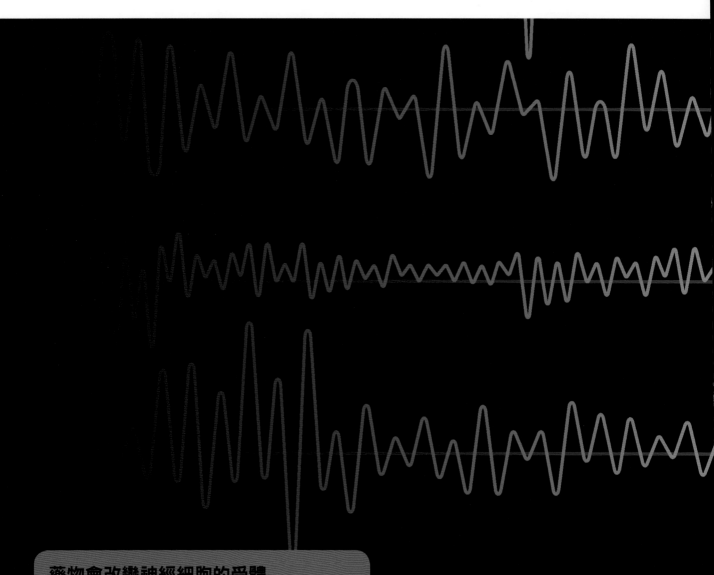

藥物會改變神經細胞的受體

目前已知重複使用依賴性物質,受體就會減少。受體減少之後,神經傳導物質也會跟著減少,以至於必須攝取更多依賴性物質。這種腦內的變化就會引發依賴症。

另一方面，假如減少藥物的用量或突然停用，腦內多巴胺與受體結合的狀態就會一口氣減少。

於是，使用藥物的當事人就會體驗到與快感相反的滋味，稱為戒斷現象。

受體減少之後，從神經細胞釋放的多巴胺也會同時減少，讓身體渴求比以前更多的藥物。為了消除這份慾望以及戒斷症狀，就會持續使用藥物。這就是發生在腦內的依賴症機制。

獎賞系統的障礙影響範圍廣泛

如前所述，獎賞系統會連接到前額葉皮質和杏仁核。前者與行為的學習和實踐有關，後者則司掌記憶和情感。

另一方面，藥物或其他依賴性物質，會促使我們的腦內釋放出比平常更大量的多巴胺，釋放量多達數倍。因此，計畫或抑制的功能會衰退，或是強化自己需要更多藥物的念頭。也有不少研究者認為，腦中的受體變化，將會影響自己的情感、自我價值觀或調整行為的功能。

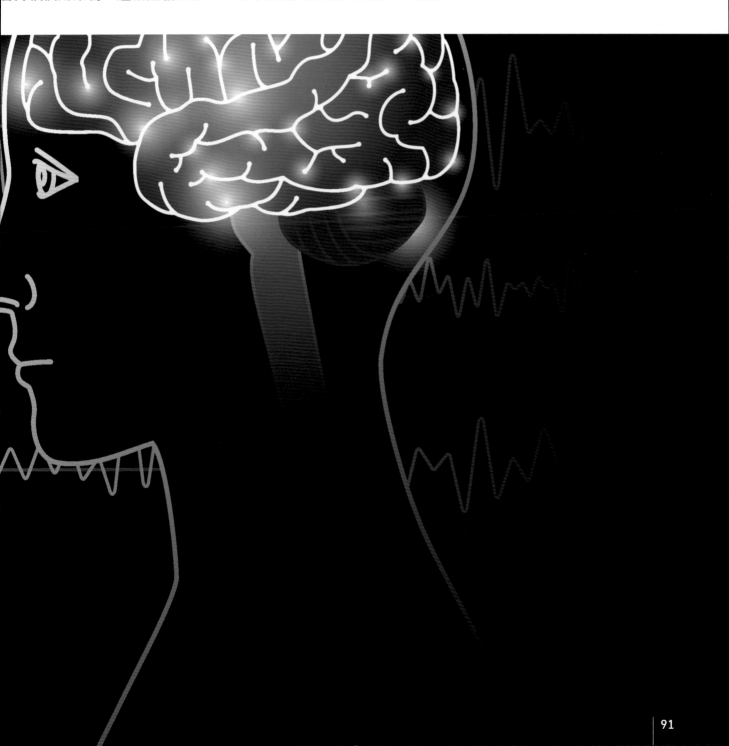

多巴胺會激發與他人之間的
交流和母性行為的動機

多巴胺會激發一個人做出某項行為，但另一方面，這種神經傳導物質也會激發與他人之間的社會行為。美國神經科學家英塞爾（Thomas R. Insel，1951～）博士等人的研究小組，就曾經透過大鼠，實驗多巴胺如何在腦部激發社會行為。

社會行為也與多巴胺有關

從實驗結果可知，多巴胺會大幅激發大鼠選擇伴侶或生兒育女的母性行為動機。

不過從實驗中也可以看出，要是受體接收多巴胺的功能低落，多巴胺無法充分發揮作用，就難以激發大鼠選擇伴侶或做出其他社會行為。

多巴胺有各式各樣的受體，從實驗中可以得知，假如多巴胺D2

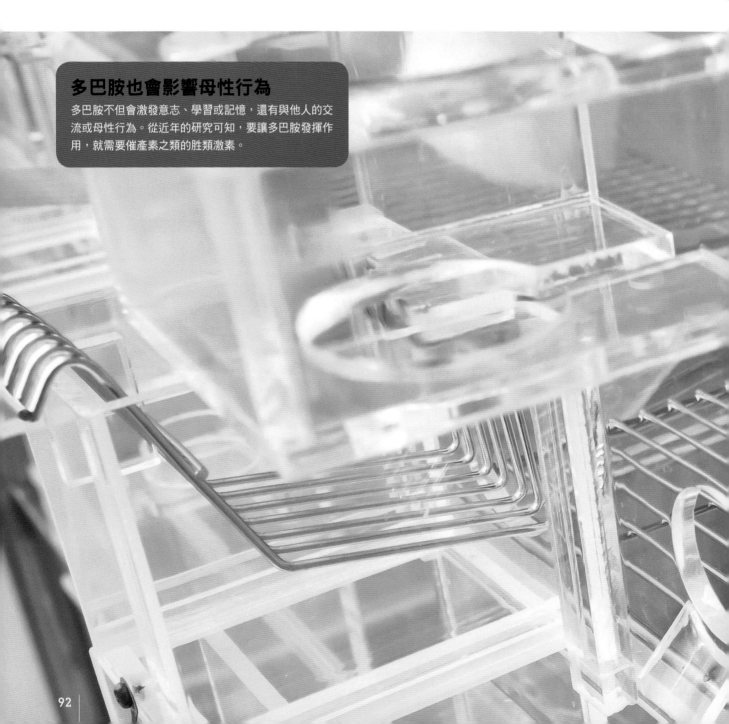

多巴胺也會影響母性行為

多巴胺不但會激發意志、學習或記憶，還有與他人的交流或母性行為。從近年的研究可知，要讓多巴胺發揮作用，就需要催產素之類的胜類激素。

受體（dopamine D2 receptor）的功能低落，選擇伴侶就會出現障礙。

另外，任職於美國國家藥物濫用研究院（National Institute on Drug Abuse）的沃爾寇（Nora Volkow，1956～）博士的研究報告指出，當一個人的多巴胺D2受體減少且功能低落時，會無法節制攝取酒量，演變成酒精依賴症，或是因無法控制飲食而變得肥胖擁腫。

另一方面，讓大鼠服用古柯鹼的母性行為實驗結果，則顯示母鼠雖然在產後第8天為止會照顧小孩，不過到了產後第16天，相較於照顧小孩的本能行為，古柯鹼帶來的樂趣會更甚前者。

一般認為，原因就在於古柯鹼會強化學習的行為，導致母鼠認知到服用古柯鹼會帶來快樂後，就會更加偏向服用古柯鹼。

催產素會激發 多巴胺的活性

另外，從實驗結果也可看出，要讓多巴胺適當發揮作用，就需要催產素（oxytocin）之類與溝通有關的胜類激素（peptide hormone）。容易罹患依賴症的人，也有不少人無法充分釋放催產素。

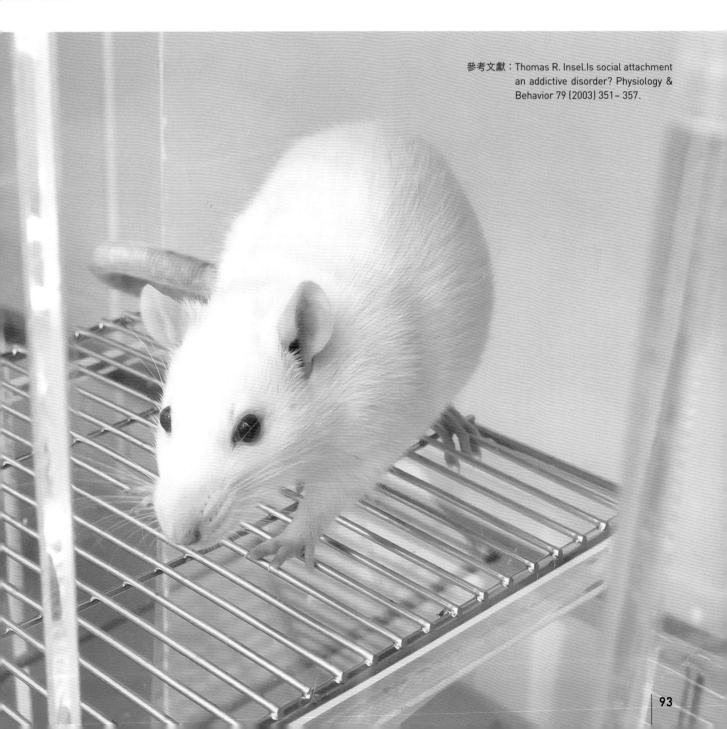

參考文獻：Thomas R. Insel.Is social attachment an addictive disorder? Physiology & Behavior 79 (2003) 351–357.

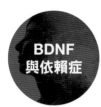

調整情緒的杏仁核BDNF減少
會影響酒精的攝取量

說到腦部神經細胞具代表性的養分，當推大腦衍生神經滋養因子（brain-derived neurotrophic factor，BDNF）。

BDNF是一種蛋白質，是神經細胞發生、成長、維持、再生，或以其他方式增加時不可或缺的成分。

BDNF會集中在海馬迴和基底核（basal ganglia），前者司掌記憶或學習，後者司掌決策、意志或情緒。

感受焦慮或壓力的杏仁核

另外，目前已知BDNF會影響突觸連結神經細胞和神經細胞的傳遞效率。研究酒精依賴症的潘

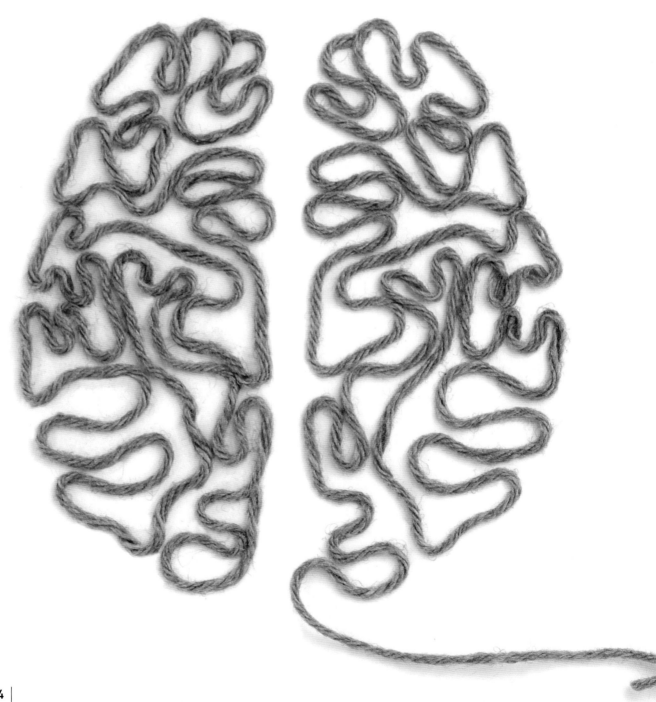

迪（Subhash C. Pandey）博士等人使用大鼠做研究，探討附屬於基底核的杏仁核當中的BDNF，如何與焦慮或飲酒行為有所關聯。

在這項實驗中，研究負責感覺身體壓力的中央杏仁核、負責感覺心理壓力的內杏仁核，以及和基底外側杏仁核的BDNF會產生什麼變化。

BDNF的數量與飲酒量有關

結果發現，位在中央杏仁核和內杏仁核的BDNF減少後，焦慮就會愈來愈嚴重，同時酒精攝取量也跟著提升。而基底外側杏仁核方面，即使故意減少BDNF，大鼠也不會隨著焦慮起舞，酒精攝取量也沒有增加。

因此，潘迪博士等人的結論是，中央杏仁核和內杏仁核的BDNF數量，與焦慮和酒精攝取量的調節有關。

參考文獻：Subhash C Pandey 1 , Huaibo Zhang, Adip Roy, Kaushik Misra. Central and medial amygdaloid brain-derived neurotrophic factor signaling plays a critical role in alcohol-drinking and anxiety-like behaviors.J Neurosci. 2006 Aug 9;26(32):8320-31.

神經細胞的營養因子不夠

杏仁核會左右人類的情感，目前已知匯集在杏仁核的BDNF愈低，焦慮就會愈嚴重，導致酒精攝取量增加。

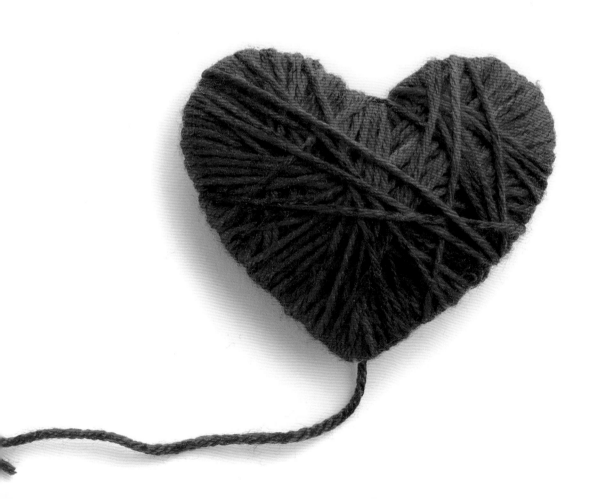

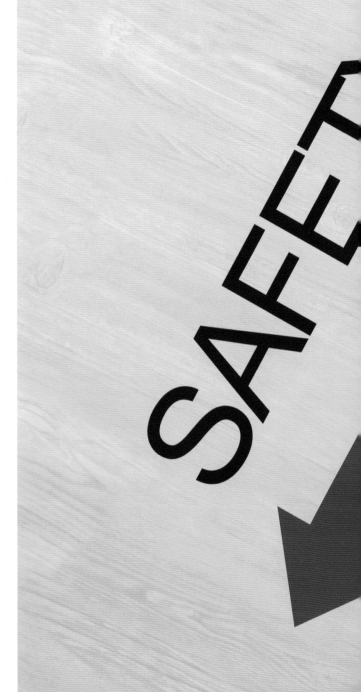

賭博依賴症患者的腦部承擔了太多不必要的風險

行為依賴症會對腦帶來什麼影響呢？

行為依賴症當中具代表性的賭博依賴症，與藥物或酒精依賴症有很多共通點，腦科學研究正在逐步進行中。精神疾患的國際診斷標準《DSM-5》，也將賭博依賴症歸類為依賴症（非物質相關障礙症〔non-substance-related disorders〕）。

賭博依賴症不能單純當作意志薄弱或性格問題。當然，要說的話，某些性格確實容易罹患賭博依賴症。

不過，目前為止的研究也顯示，賭博依賴症患者的性格傾向，不盡然是過度追求刺激，動輒選擇冒險。許多的研究認為，冒險的方式就像性格一樣，屬於個人心中比較固定的特質。然而就實際而言，人會配合狀況控制風險。

為什麼會過於冒險？

日本京都大學研究所醫學研究科高橋英彥教授等人的研究團隊，藉由功能性磁振造影（functional Magnetic Resonance Imaging，fMRI）檢查賭博依賴症患者的腦。研究及臨床診斷認為，患者總是傾向過度冒險的性格。

然而，人在生活中會配合狀況靈活應變，判斷自己應該冒險到什麼程度。當然，依賴症患者也會配合狀況改變風險容忍度，所以才要實驗患者對於風險的態度會呈現什麼樣的傾向。

從結果可以看出，患者在判斷風險承受度的大小時，難以靈活應變。

具體來說，得知患者在無須冒險的條件下，也會冒不必要的風險。另外，以功能性磁振造影檢查患者腦的活動狀態後，還發現到附屬於額葉的背外側前額葉皮質和內側前額葉皮質的連結很薄弱。　🪐

參考文獻：Atsushi Fujimoto, Kosuke Tsurumi, Ryosaku Kawada,et al.,Deficit of State-Dependent Risk-Attitude Modulation in Gambling Disorder.Translational Psychiatry.2017.April

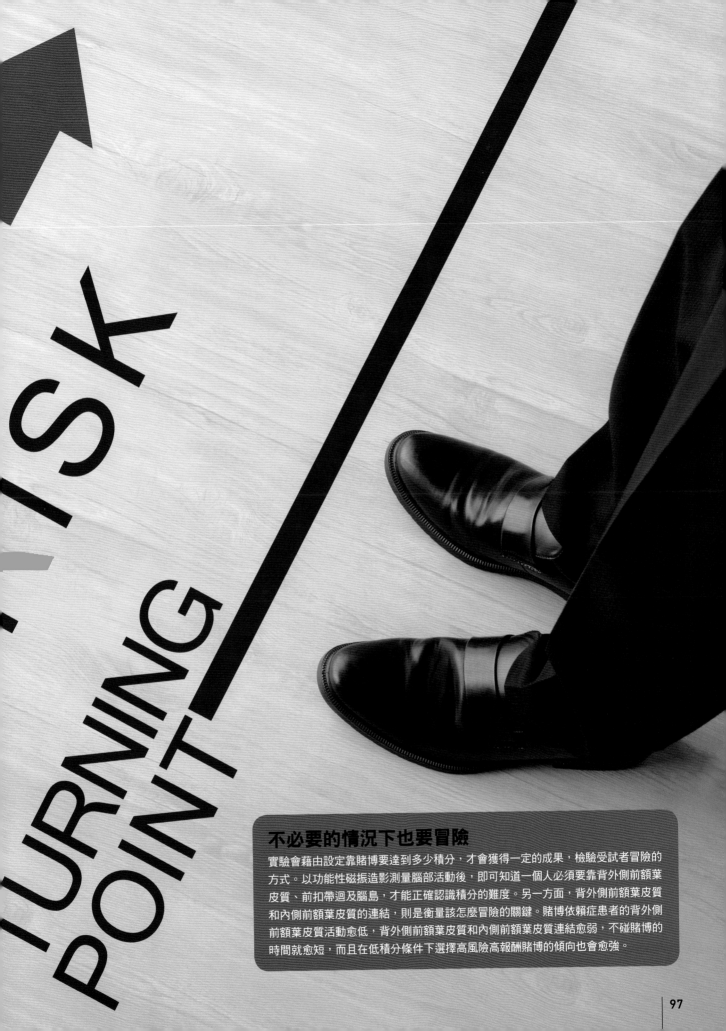

RISK
TURNING POINT

不必要的情況下也要冒險

實驗會藉由設定靠賭博要達到多少積分，才會獲得一定的成果，檢驗受試者冒險的方式。以功能性磁振造影量測腦部活動後，即可知道一個人必須要靠背外側前額葉皮質、前扣帶迴及腦島，才能正確認識積分的難度。另一方面，背外側前額葉皮質和內側前額葉皮質的連結，則是衡量該怎麼冒險的關鍵。賭博依賴症患者的背外側前額葉皮質活動愈低，背外側前額葉皮質和內側前額葉皮質連結愈弱，不碰賭博的時間就愈短，而且在低積分條件下選擇高風險高報酬賭博的傾向也會愈強。

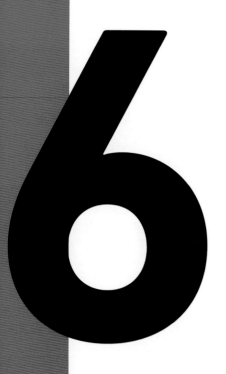

依賴症的形成心理

依賴症不只會影響腦的功能，對心理狀態也會產生影響。依賴症惡化的過程當中，自我價值觀會變，性格也會逐漸變化。這一章將會談到依賴症的形成心理，另外還會介紹容易罹患依賴症的人際關係。

協助　松本俊彦

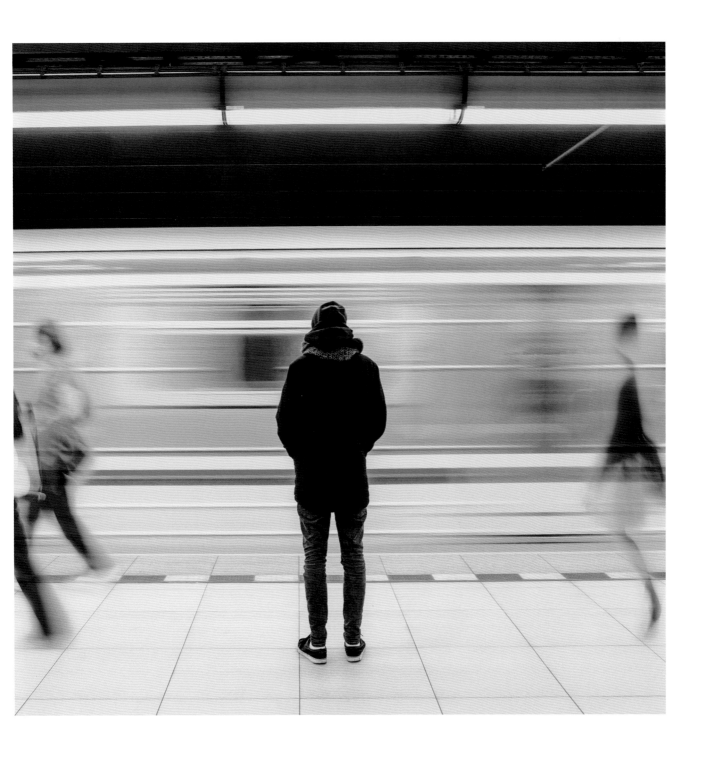

依賴症會因為「孤立」而逐漸惡化

隨著腦科學的進展，逐漸揭露依賴症讓腦內產生了什麼樣的變化。

這種發現有助於了解依賴性物質或行為對於腦的影響。然而，若想了解依賴症患者的情感或經驗時，思考其發作、復發或復用的理由等等，其實沒什麼幫助。要了解依賴症，不只需要生理學的觀點，也需要心理學的觀點。

並不存在容易罹患依賴症的性格

比如說，會有性格容易罹患依賴症嗎？松本博士指出：「容易罹患依賴症的性格並不存在。」不過，要是孩提時受過虐待或欺負，自我評價就會降低。一旦自我評價偏低，不懂得愛惜自己，無法坦率傳達自己的心情，容易抱持想死或想要消失的尋死念

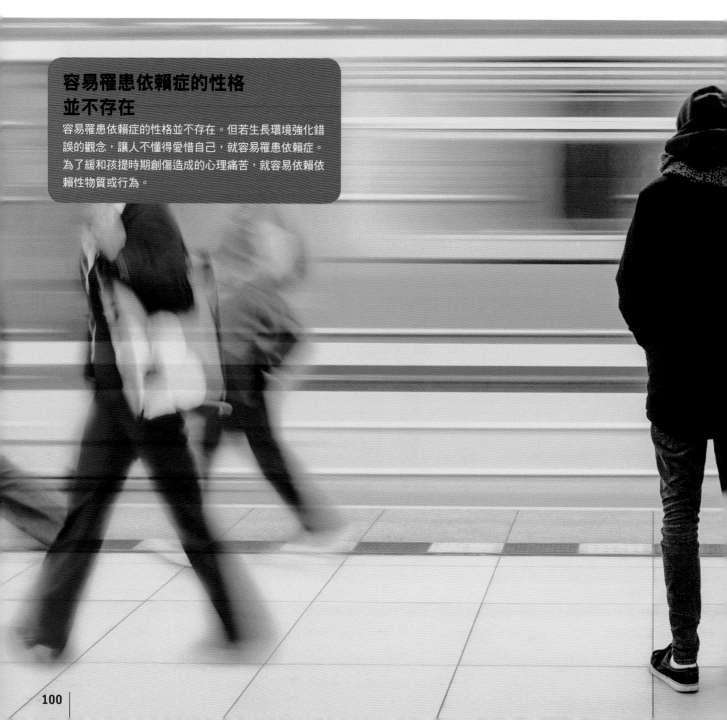

容易罹患依賴症的性格並不存在

容易罹患依賴症的性格並不存在。但若生長環境強化錯誤的觀念，讓人不懂得愛惜自己，就容易罹患依賴症。為了緩和孩提時期創傷造成的心理痛苦，就容易依賴依賴性物質或行為。

頭。換句話說，自我評價低的人似乎有容易罹患依賴症的傾向。

患了依賴症就會說謊

另外，罹患依賴症之後，行為就會跟之前有所不同。這樣的行為稱為「依賴症行為」。依賴症行為的典型例子是說謊、偷竊、不誠實，容易埋頭在某件事情中。其中尤以說謊的行為最為頻繁。由於酒、藥物、電子遊戲或購物之類的依賴症浮上檯面，使得家人、朋友、情人、工作夥伴和其他人開始注意到該患者的依賴狀態。這種狀態要是持續下去，自己也會感到罪惡感，於是就開始說謊了。為了隱瞞謊言，就會以謊圓謊，變得連自己都搞不清楚說過什麼謊了。

以謊圓謊導致更加孤立

依賴症惡化之後，會愈來愈有罪惡感，原本能讓自己安心說實話的地方，也會因為自己不斷說謊而陸續消失。這就是「孤立」的狀態。說不出真心話的孤立狀態會讓依賴症惡化，使症狀變本加厲。

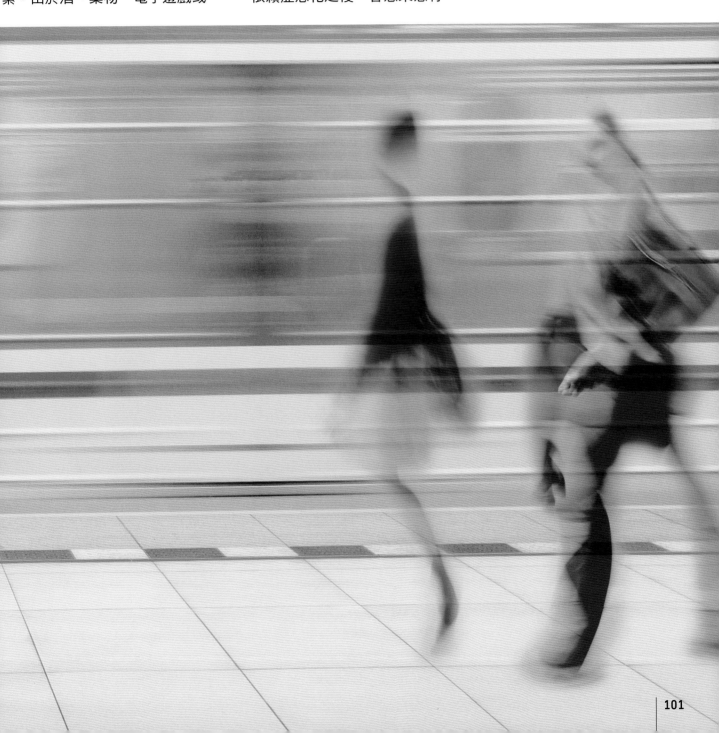

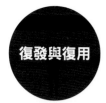

依賴狀態反反覆覆的三個徵兆

罹患依賴症的當事人,即使諸多困難落到頭上,也戒不掉藥物之類的物質、上網或玩電子遊戲之類的行為。

然而依賴症的恐怖之處,是即使在治療中暫時戒除依賴,也會再次使用依賴性物質或重複依賴行為。

這種情況稱為「復用」。而復用之前有個階段叫做「復發」,假如在復發階段打消念頭,就可以防止復用。

復發雖然不是復用,但也可說是危險邊緣的「黃燈」狀態。

將依賴物質或依賴行為加以合理化

復發會以「依賴症思考」、「依賴症行為」和「情緒鬱積」的形式呈現。

首先就從依賴症思考開始說明。依賴症思考會展現之後即將介紹的「否認」心理。即使攝取

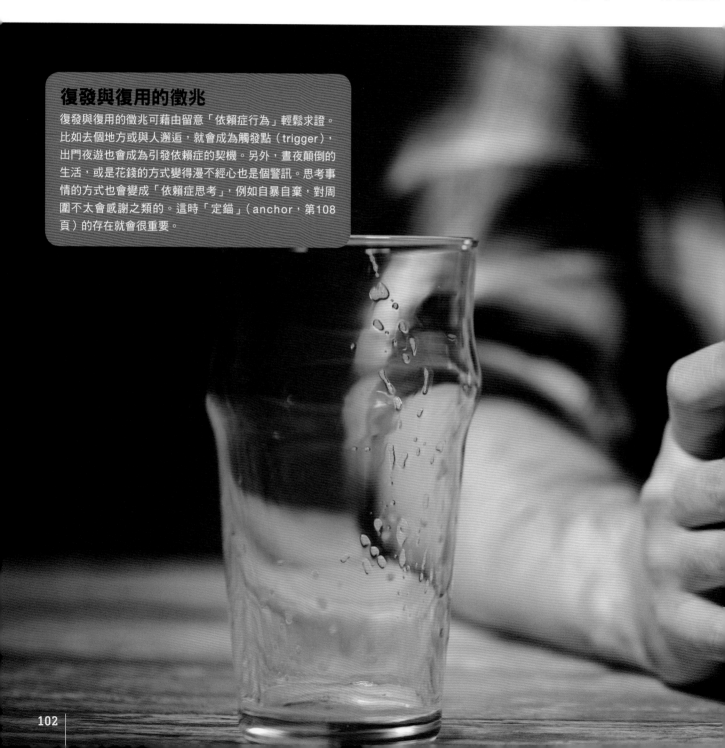

復發與復用的徵兆

復發與復用的徵兆可藉由留意「依賴症行為」輕鬆求證。比如去個地方或與人邂逅,就會成為觸發點(trigger),出門夜遊也會成為引發依賴症的契機。另外,晝夜顛倒的生活,或是花錢的方式變得漫不經心也是個警訊。思考事情的方式也會變成「依賴症思考」,例如自暴自棄,對周圍不太會感謝之類的。這時「定錨」(anchor,第108頁)的存在就會很重要。

酒精或藥物，也會將使用依賴性物質或從事依賴性行為加以合理化，認為「我一定沒有問題，隨時都可以不要碰」、「即使玩電子遊戲或上網，也隨時都可以停止」。

平常的生活模式或行為開始被打亂

依賴症行為在第111頁也介紹過，是攝取藥物、酒精，或是玩手機遊戲時展現的行為。除了說謊、請假不去工作或學校，或是大量花費超過需求的金錢之外，與人的交往也會受限、破壞約定，或是做出衝動行為。

另外，當事人對於以往樂在其中的閒暇活動或家庭生活，也會失去興趣。

當延續至今的生活模式或平常的行為開始被打亂時，就要想想是否已經接近復用狀態。

焦慮或懊惱累積之後就會復用

最後是情緒鬱積，包含焦慮、懊惱、憂鬱、乏味或慾求不滿等。假如這種情緒狀態持續下去就會導致復用，將手伸向藥物、酒精或手機遊戲。

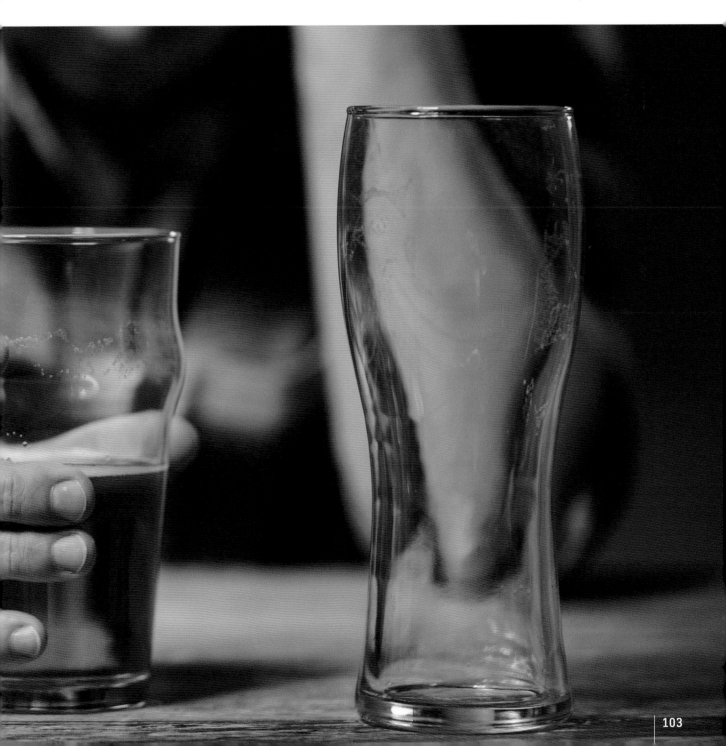

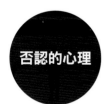

「隨時都可以不碰」不想承認依賴的心理

依賴症的定義含糊不清，要根據當事人在依賴什麼，處於什麼狀況，判斷是否為病態的依賴。然而，無論是什麼樣的依賴症，都可以看到患者身上具有共通的特徵。

那就是「既不想承認自己有依賴症，也不想被周圍的人發現」。由於這種心理作祟，導致周圍的人指出自己可能有依賴症時，就會強烈否認「自己沒有依賴症」、或是罔顧事態，辯稱「這樣或許過分了點，但沒有那麼嚴重」。

這種特立獨行的發言或思維稱為「否認」。會這樣否認的人多半不覺得自己在說謊，有時還會為了依賴找藉口，說什麼「自己沒有依賴症，也能控制得很好，再喝一杯也沒問題」。

連自己都騙而讓依賴症惡化

假如家人或朋友可能患了依賴症，你會對他們說什麼呢？或許是出言責備「就因為意志薄弱才會依賴這玩意」、「這樣會給周圍的人添麻煩，應該馬上戒掉」。然而，這樣的發言會讓患者產生否認的心理。否認不只是要逃避周圍的批判，他們會連自己都騙，藉此保持內心的安定。

依賴症是求醫比例極低的疾病。原因之一就在於否認這項特徵，讓當事人或周圍的人難以掌握症狀。不知不覺依賴症變得嚴重，陷入沒有周圍的人幫助就束手無策的狀況。

酒精依賴症患者的發言案例

圖片是以酒精依賴症患者各種模式的否認發言為例。這些發言是出於「不想承認自己有依賴症，也不想被周圍的人看穿」的心理。

否認問題

> 自己沒有依賴症。

> 自己喝的這個是啤酒，啤酒不算酒。

> 我可以憑自我意志控制飲酒量。

死心放棄

> 這個社會太辛苦了，就算戒了酒也沒有其他快樂的事。

> 雖然知道對身體有害，卻反而想要死在這種危害下。

引顧事態

只要想戒，從明天起也可以戒。

喝這點量不算是酗酒吧。

雖然有時過分了點，但我既沒給任何人添麻煩，症狀也沒那麼嚴重。

轉嫁責任

工作很辛苦，這也沒辦法。

沒辦法放下酒，都是充滿壓力的社會害的。

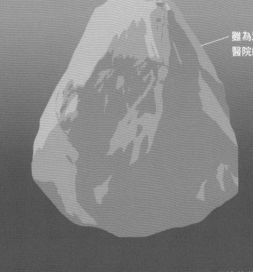

接受醫院治療的人僅是冰山一角

因為酒精依賴症而接受醫院治療的人：約5萬人

雖為酒精依賴症卻沒去醫院的人：約95萬人

2013年日本厚生勞動省做過的調查指出，國內酒精依賴症的人數估計上升到約100萬人。然而，同年在醫療機構持續接受治療的酒精依賴症患者只有約5萬人。換句話說，就是有95％的酒精依賴症患者沒有接受醫院的治療。

原因之一在於否認。假如是其他疾病，往往在有疑慮時，會猶豫要不要去醫院檢查，不過依賴症會自我欺騙，多半連自覺都沒有。

另外，這項調查估計，日本大量飲酒的依賴症潛在患者也上升到約1000萬人。

復發或復用的出現會有個「觸發點」

酒精依賴症患者會說，只要一到發薪日，不知為何就會想喝酒。這種以某個事件或狀態，導致依賴症發作的情況稱為「觸發點」。為什麼會形成觸發點呢？

這可以用心理學家巴夫洛夫（Ivan Pavlov，1849～1936）發現的「制約」（conditioning）理論來說明。實驗首先在給小狗飼料的同時，讓牠反覆聽到節拍器的聲音。後來即使沒有飼料，

小狗光聽聲音也會分泌唾液。換句話說，就是「聲音」的刺激與「分泌唾液」的反應結合在一起。這在心理學上稱為制約，人腦當中也會發生類似的事情。

依賴症患者熟悉藥物或酒的快

觸發點導致依賴症的復發或復用

依賴症的復發或復用會有個「觸發點」。不但在看到酒精或藥物本身後會引動，其實使用酒精或藥物的情境也可能會成為觸發點，比如使用酒精或藥物時的風景、道具、人或情境等要素。因此，了解自己的觸發點相當重要。下頁（107頁）列出一般引動的內觸發點（自己內心的狀態），請使用這張檢核表確認一下吧。

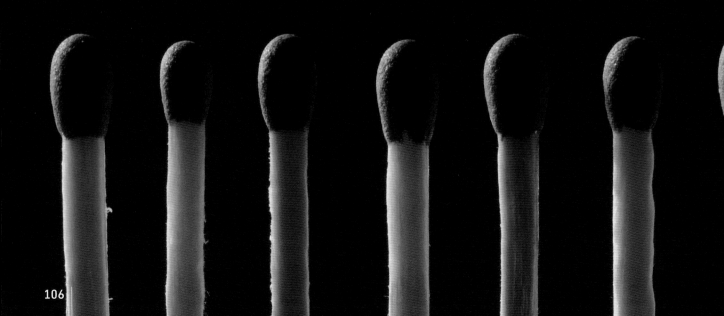

感，光是看到這些，腦或身體就會自動反應，心跳數會上升，腦的血流也會增加。

使用的情境也會成為觸發點

實際上不只如此。使用藥物、酒精、網路或電子遊戲等的情境，也會成為「觸發點」。

「某個藥物依賴症患者看到裝在500毫升寶特瓶中的水，就會不由得想要攝取藥物。因為他以前會用寶特瓶的水溶化藥物粉末再注射。」（松本博士）

然而，觸發點不見得可以隨地引動。觸發點有時會引動，有時則不會。

比如有家人在時或發薪日前沒有錢時，哪怕條件再齊全，觸發點也不會引動。

情緒也是內部的觸發點

反過來說，懊惱或厭惡之類的情緒有時候也會形成觸發點，導致依賴症發作，這些稱之為「內觸發點」。

關鍵就在於分析觸發點何時會被引動。

內觸發點檢核表

☐ 焦慮	☐ 憤怒	☐ 喪失自信	☐ 覺得無聊
☐ 著急	☐ 無力感	☐ 憂鬱	☐ 悲傷
☐ 緊張	☐ 嫉妒	☐ 情緒高亢	☐ 疲勞
☐ 罪惡感	☐ 孤獨、寂寞	☐ 欲求不滿	☐ 幸福
☐ 鼓起幹勁	☐ 懊惱	☐ 放鬆	☐ 害羞

☐ 失敗感，覺得自己輸了

☐ 覺得自己很礙事，不存在比較好

☐ 覺得被別人拋棄	☐ 覺得變大方
☐ 覺得被施壓	☐ 覺得平靜不下來

☐ 其他

出處：松本俊彥、今村扶美著『物質使用疾患治療方案SMARPP-24』（金剛出版）

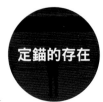

為了不受慾望擺布
要掌握自己的「定錨」

上 一頁談到觸發點有時會引動，有時則不會。依賴症患者有時會不自覺地引動促進依賴症行為的觸發點，有時則不會，所以了解在什麼狀況或地點會採取那個行動就非常重要了。

松本博士指出，每個罹患依賴症的人都具備不會引動觸發點的情境或地點。我們稱之為「定錨」。

船錨是將其沉至海底，防止船隻被潮流沖走的鉛墜。

定錨的功用則是防止一個人受到攝取藥物或從事依賴行為的慾望沖昏頭。

找出自己
「定錨」的重要性

定錨在引動觸發點的時候會形成龐大的嚇阻力。比如以家人或援助者為定錨時，若當事人無論如何必須要出席宴席，就讓家人或援助者一起參加，藉此形成嚇阻力。另外，假如在老家無論如何都沒辦法喝酒，或是不能埋頭在手機遊戲中，當復用的可能性很高時，也可以選擇暫時寄住在老家。還有，假如一拿到薪水就會忍不住用來喝酒時，也可以事先跟家人或與酒精沾不上邊的朋友約好，在發薪日當天一起吃飯。

就像這樣，發現自己的「定錨」比了解「觸發點」更重要。

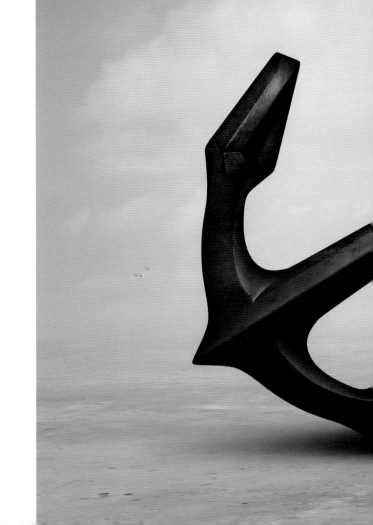

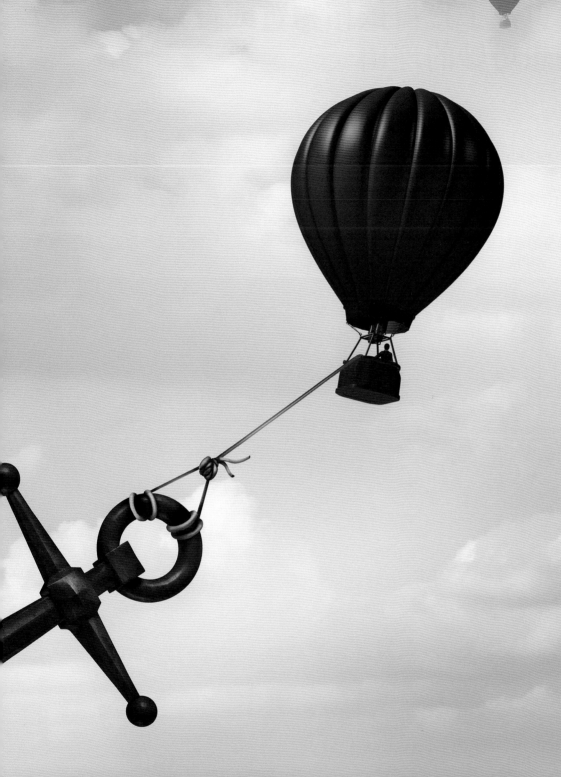

與觸發點成對的「定錨」

與觸發點成對的「定錨」會成為龐大的力量，抑制依賴症的復發或復用。每個人的定錨不同，就和觸發點一樣，藉由了解自己的定錨是什麼，即可防止復發或復用。另外，目前已知只要長期擺脫依賴狀態，定錨的重要性也會慢慢加大。

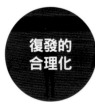

腦會為了獲得依賴物質或行為
設想巧妙的理由

即使下定決心要戒除攝取藥物或是涉及依賴的行為，人腦也會記得快感或緩和痛苦的滋味。

因此，腦會想出各種理由或藉口誘惑自己。這種現象稱為「復發的合理化」。復發的合理化有幾個模式介紹如下。

復發的合理化是什麼

首先是「歸咎於別人或突發事件」，這是將復發合理化時常用的理由之一。

比如「很久沒聯絡的老朋友打電話過來，說很久沒聚了，邀我一起喝酒，沒辦法拒絕」，或是「偶然打開櫥櫃，看到新年賀禮酒就忍不住喝了」。

其次是「毀滅性的事件」。當某起事件發生，自己覺得難以

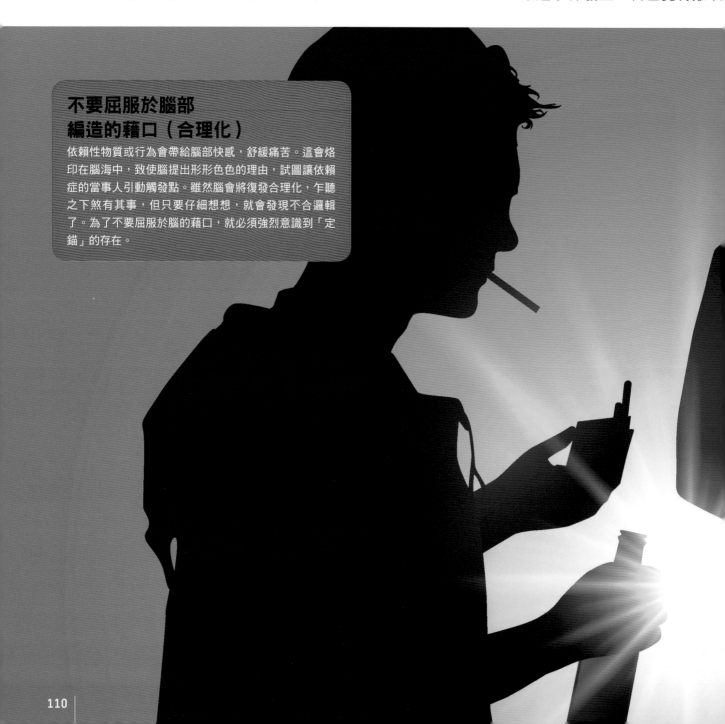

不要屈服於腦部
編造的藉口（合理化）

依賴性物質或行為會帶給腦部快感，舒緩痛苦。這會烙印在腦海中，致使腦提出形形色色的理由，試圖讓依賴症的當事人引動觸發點。雖然腦會將復發合理化，乍聽之下煞有其事，但只要仔細想想，就會發現不合邏輯了。為了不要屈服於腦的藉口，就必須強烈意識到「定錨」的存在。

挽救，情緒低落時，就會開始將其合理化。比如「情人要求分手」、「情人見異思遷，非得大醉一場不可」，或是「明明都努力工作了卻還是被開除。為了積極向前，我需要犒賞自己」。

既然不常發生的事情發生了，喝杯酒也沒關係，邏輯就是這樣來的。

相反的，有時「慶賀」也會成為理由。今天心情好極了，用一次藥或做出依賴行為也不會出什麼大問題。另外還會說什麼「只用一次或不露出馬腳就沒問題了」，製造煞有其事的理由，為復發的合理化鋪路。

若戒除的時間長 觸發點就很難引動

其實，攝取戒除藥物或是依賴行為的時間愈長，藉由合理化引動觸發點的力道就愈會逐漸減弱，產生「都努力到這個程度了，再努力一下」的想法。另外，前面提到的「定錨」分量也會變大，讓人不再從事依賴症行為。

然而，就算好不容易戒除攝取藥物或依賴行為，但若經常發生像前面所說的復發合理化，也會引動觸發點。因此，為了不引動觸發點，切記不要自我孤立，請尋求自助團體或他人的協助，坦然說出自己的煩惱。

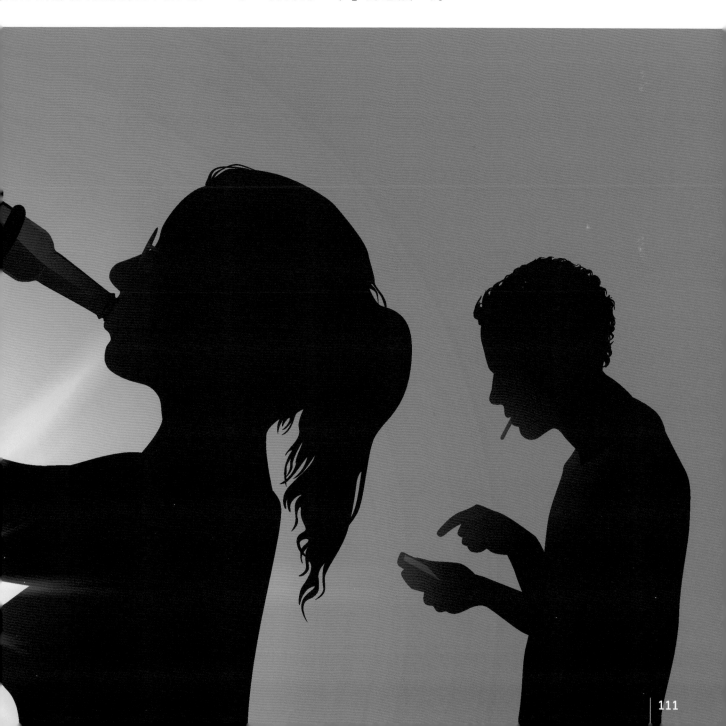

依賴症與發展障礙

發展障礙患者的腦特徵，在於與一般人相比，腦的執行功能系統或獎賞系統的神經迴路難以順利運作。

獎賞系統中有司掌自我肯定或自尊心的腦部區域。因此，要是獎賞系統難以運作，自我肯定或自尊心往往就容易低落。而若處在自我評價低落的狀態，持續在學校或公司度過集體生活，就會因為不適應社會而增加焦慮或不滿。許多人為了排解這種感覺，就會依賴酒精之類的物質或賭博之類的行為，併發依賴症。

ADHD的成人中有 15.2%依賴酒精或藥物

比如根據精神科醫生凱斯勒

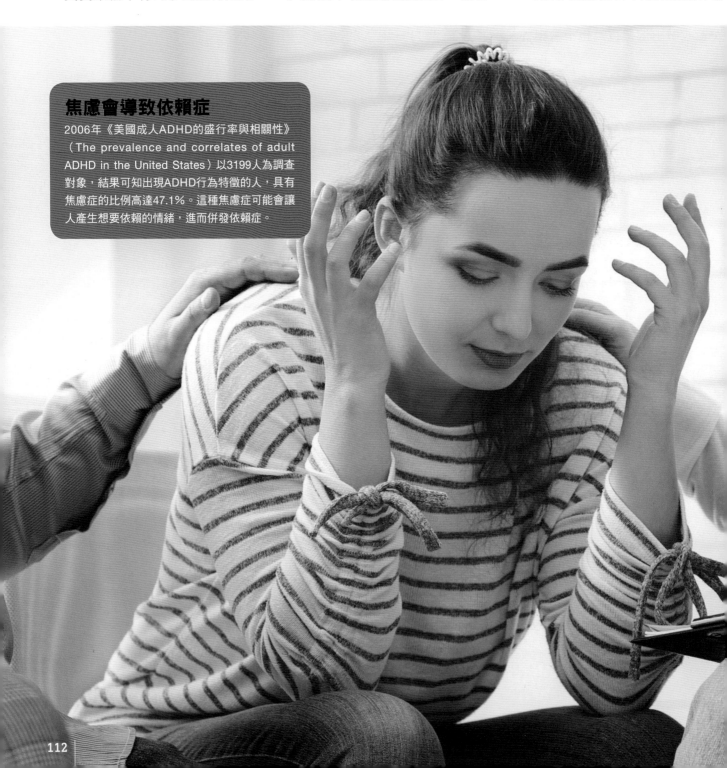

焦慮會導致依賴症

2006年《美國成人ADHD的盛行率與相關性》（The prevalence and correlates of adult ADHD in the United States）以3199人為調查對象，結果可知出現ADHD行為特徵的人，具有焦慮症的比例高達47.1%。這種焦慮症可能會讓人產生想要依賴的情緒，進而併發依賴症。

（Ronald Kessler）博士等人於
006年的調查《美國成人ADHD
的疾病率與相關性》，就顯示
5.2％的成人罹患某種依賴症。
物質依賴可以細分為酒精依賴或
藥物依賴。藉由攝取酒精或藥
物，就會在攝取時提升自我肯定
感。然而，酒精或藥物中斷後就

會變得焦慮，持續攝取的結果，
就形成依賴狀態了。

ADHD的治療用藥也可能會造成依賴

　　派醋甲酯是ADHD最典型也最
知名的治療藥物，能夠改善獎賞
系統的功能。具體來說，雖然可

以改善多巴胺的神經傳導功能，
但是藥物作用於身體的機制，與
興奮劑古柯鹼或甲基安非他命相
似。隨意開立處方或服用不當
時，可能會併發依賴症，造成問
題，所以現在在使用上設有嚴格
的管制。

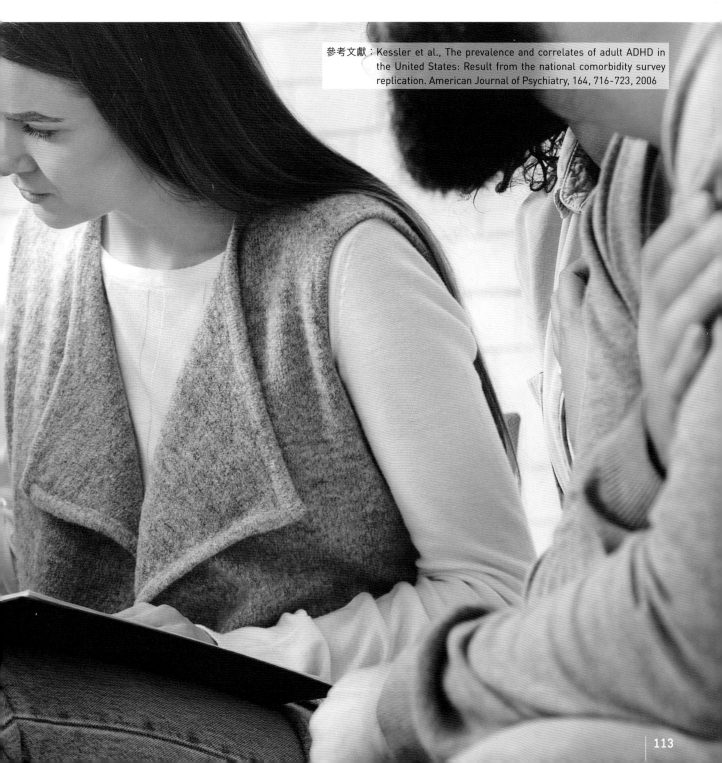

參考文獻：Kessler et al., The prevalence and correlates of adult ADHD in the United States: Result from the national comorbidity survey replication. American Journal of Psychiatry, 164, 716-723, 2006

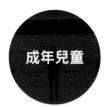

失能家庭長大的孩子
容易罹患依賴症

成年兒童（adult children）指因父母罹患藥物或酒精依賴症，而在失能家庭（dysfunctional family）當中長大的孩子。

這個詞彙最早出現於美國酒精依賴症的治療現場。

失能家庭指平常會造成孩子精神和身體壓力的家庭。比如埋首於工作，沒把孩子放在心上的父母，或是對孩子既嚴苛又冷漠的父母就屬此類。一旦父母罹患依

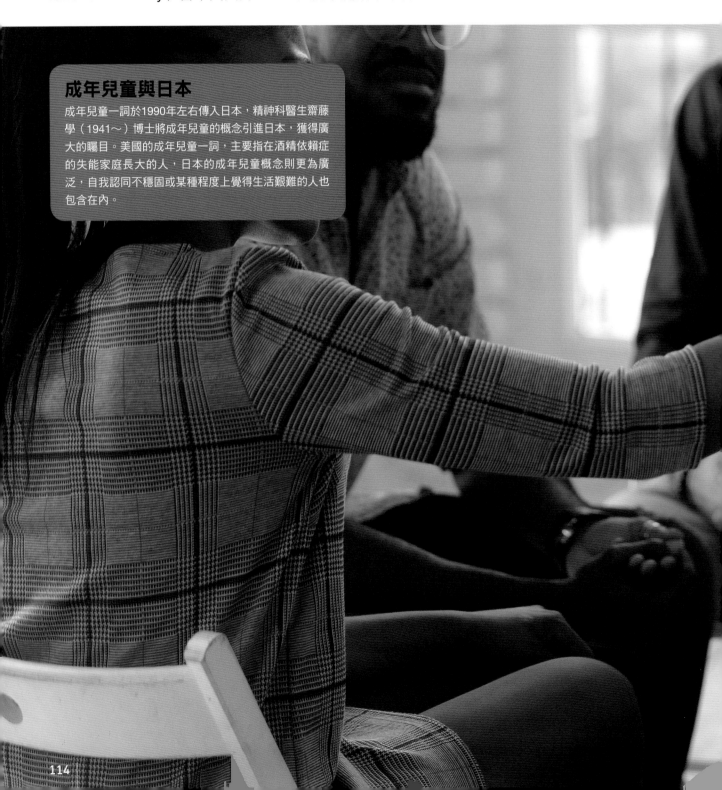

成年兒童與日本

成年兒童一詞於1990年左右傳入日本，精神科醫生齋藤學（1941～）博士將成年兒童的概念引進日本，獲得廣大的矚目。美國的成年兒童一詞，主要指在酒精依賴症的失能家庭長大的人，日本的成年兒童概念則更為廣泛，自我認同不穩固或某種程度上覺得生活艱難的人也包含在內。

賴症，就會對孩子施加身體上和精神上的虐待，家庭功能往往會失能。然而，孩子不會覺得「父母有問題」，反而是因為自己不乖，父母才會採取那種行為。

成年兒童
多為優等生

許多在失能家庭中長大的人，不會把家裡的問題告訴別人。

為了不讓周圍的人擔心，也有不少人會扮演優等生，或反過來假裝自己性格詼諧。

成年兒童由於自我評價低落，有些人無法滿足於現狀，選擇埋首於工作中，希望獲得成功。但在另一方面，也有人的內心常常無法滿足，因而罹患依賴症。

有些會選擇
依賴症患者為伴侶

另外，成年兒童在擇偶時，有些會在無意識間，選中與父母類似的藥物依賴症患者、賭博依賴症患者、一再出軌或暴力的人作為伴侶。

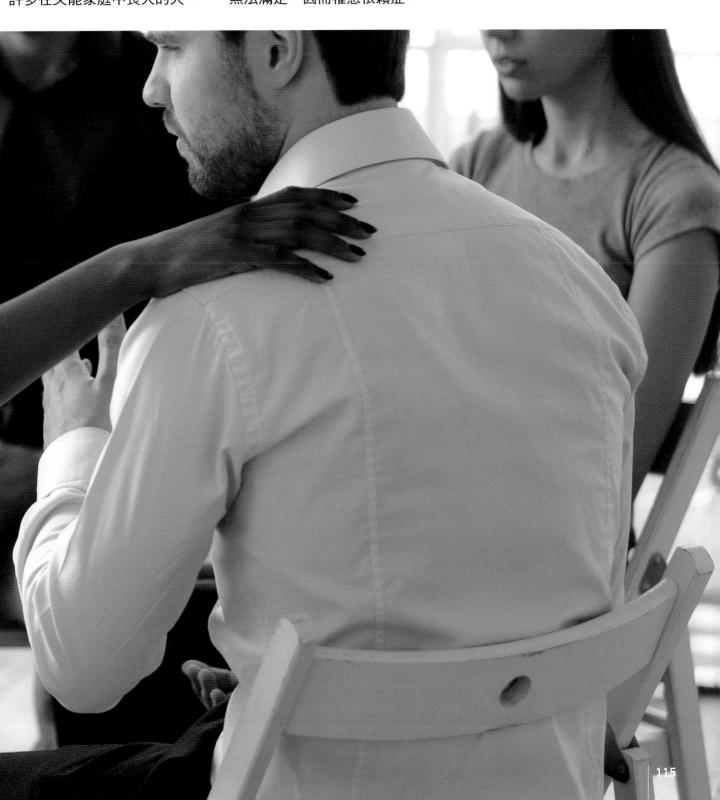

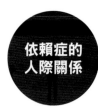

依賴症的人際關係

容易罹患依賴症的人際關係是什麼？

不擅於評價自我的人，或是不懂得傳達自己心情的人，往往容易捲入更加傷害自己，貶低自身評價的人際關係。

一旦處於這樣的人際關係，就會更加難以脫身，愈發失去自信，因而罹患依賴症或是延誤依賴症的康復。

否定自我存在的人際關係

傷害自己的人際關係大致可分

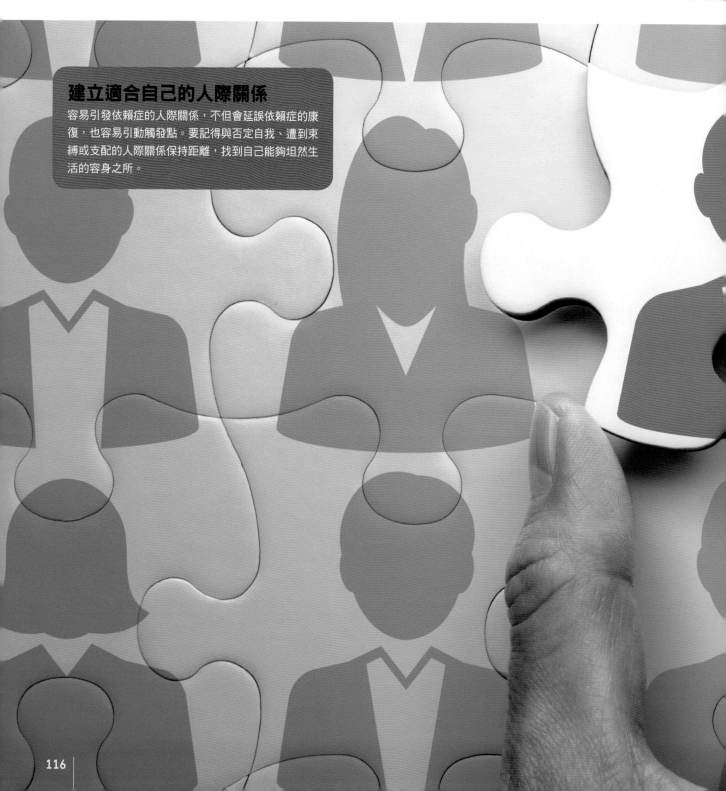

建立適合自己的人際關係

容易引發依賴症的人際關係，不但會延誤依賴症的康復，也容易引動觸發點。要記得與否定自我、遭到束縛或支配的人際關係保持距離，找到自己能夠坦然生活的容身之所。

為兩種。

第一種是「否定自我的人際關係」。這種關係往往是自己與身邊的人所造成，比如與上司的互動的時候，若常常受到不合理的批評責罵，就屬於這種關係。

這種關係也存在於家人、伴侶或朋友當中。有時還要承受否定自身能力或容貌的言語攻擊，或是遭到肢體暴力。類似的事情要是常常發生，就會以否定的態度看待自己。

帶來束縛的
支配型人際關係

另一種是「遭到支配的人際關係」。這種束縛對方的關係，將會妨礙自身與他人的交流或經濟上的獨立。也會擺出完全不認可對方意見的態度，或是佯裝親切，操弄人心。這兩種人際關係都很難讓人活出自我，同時也會妨礙依賴症的康復。　🪐

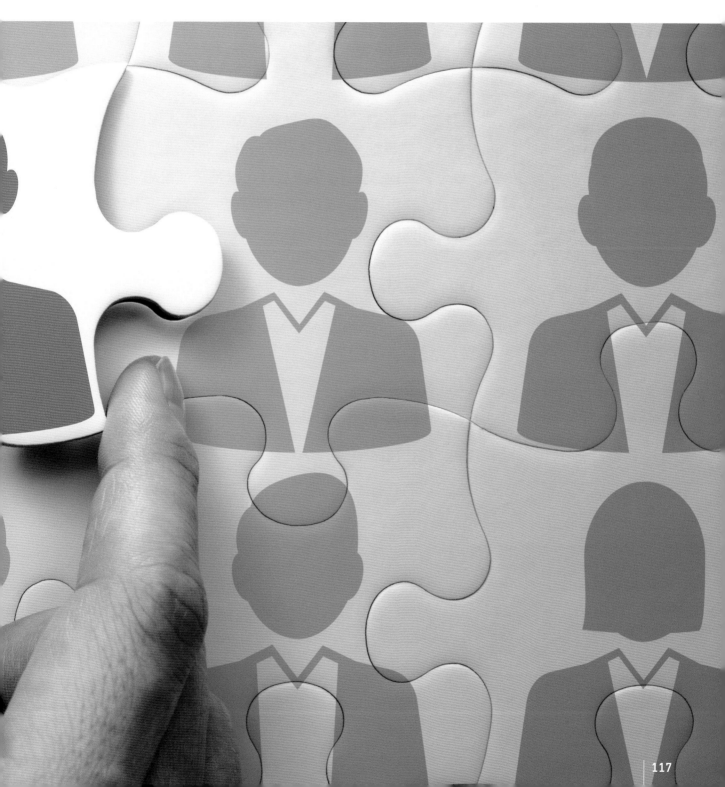

依賴症的
康復之道

無關年齡、性別或社會地位，每個人都可能罹患
依賴症。前面已經詳細介紹過依賴症的原因，
第七章將會告訴大家要怎樣才可以預防依賴症，罹患依
賴症後該怎樣朝康復邁進？更甚者，若家人罹患依賴症
後該如何因應呢？

協助　松本俊彦

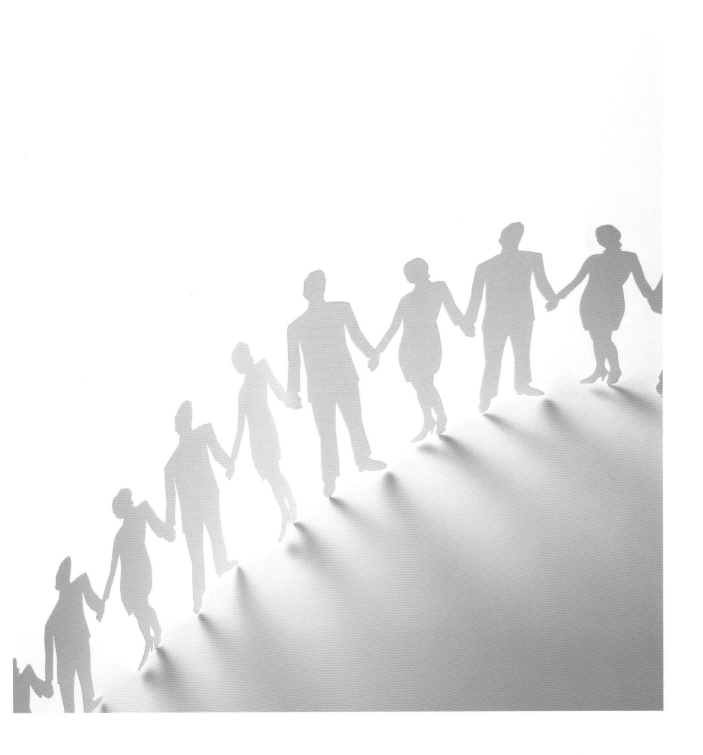

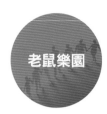

我們該如何與依賴症和諧共處？

依賴症的發作肇因於腦的功能或自己的生活方式，所以無論性別、年齡或社會地位，任何人隨時都可能罹患依賴症。

另一方面，依賴症的根本癥結在於當事人覺得活著很痛苦，除非解決心理上的原因，否則依賴症也可能去而復返。

那麼，我們該怎麼預防依賴症呢？萬一發病，又該怎麼樣才能邁向康復呢？

乍看之下依賴症難以共處，但其實有一項研究成果發現了解決這個問題的方向。那就是1978年發表的藥物依賴症研究。

研究依賴症原因的新假說

加拿大西門菲莎大學（Simon Fraser University）的心理學家亞歷山大（Bruce Alexander，1939～）博士，針對依賴症的原因建立了某項假說 —— 藥物依

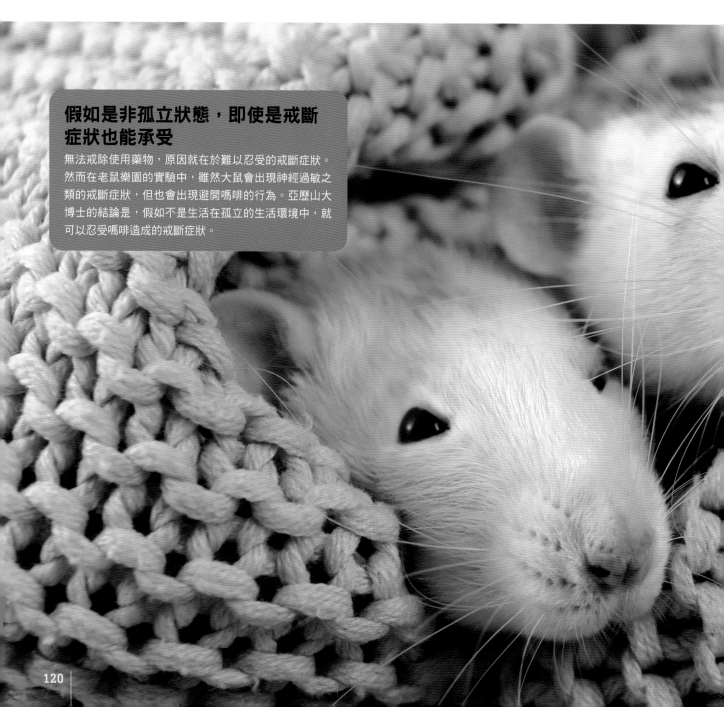

假如是非孤立狀態，即使是戒斷症狀也能承受

無法戒除使用藥物，原因就在於難以忍受的戒斷症狀。然而在老鼠樂園的實驗中，雖然大鼠會出現神經過敏之類的戒斷症狀，但也會出現避開嗎啡的行為。亞歷山大博士的結論是，假如不是生活在孤立的生活環境中，就可以忍受嗎啡造成的戒斷症狀。

賴因生活環境而起。

亞歷山大博士為了驗證這個假說，便進行了一項實驗，名為「老鼠樂園」（Rat Park）。

當時藥物依賴症的先行研究，是將研究用的大鼠逐一放進籠子裡，並裝設藥物注射裝置在牠們身上，以便注射藥物給大鼠，接著開始進行實驗。

另外，大鼠的祖先是擁有強烈好奇心和社交性的褐鼠。所以亞歷山大博士認為，大鼠的生活環境反而才是罹患依賴症的原因。

殖民地與樂園的兩個實驗設施

研究小組於是準備兩種籠子，展開實驗。一種就和以往一樣狹窄而孤立，命名為「殖民地」，另一種則命名為「老鼠樂園」。

老鼠樂園當中鋪滿雪松的木屑，好讓大鼠可以築巢，還放了可以躲藏或遊玩的盒子或罐頭。而且圍欄裡安插好幾隻大鼠，讓牠們可以自由玩樂或繁殖，進行社交活動。為了方便大鼠隨時自由飲用嗎啡，於是將嗎啡混進水裡。不過，嗎啡混進水裡之後會變苦而難以下嚥，因此加進一些砂糖。

結果，「殖民地」的大鼠陸續罹患依賴症，相形之下，老鼠樂園的大鼠則沒有選擇嗎啡，而是開心享受老鼠樂園的生活。由此可知，依賴症會因孤立的生活環境而起。

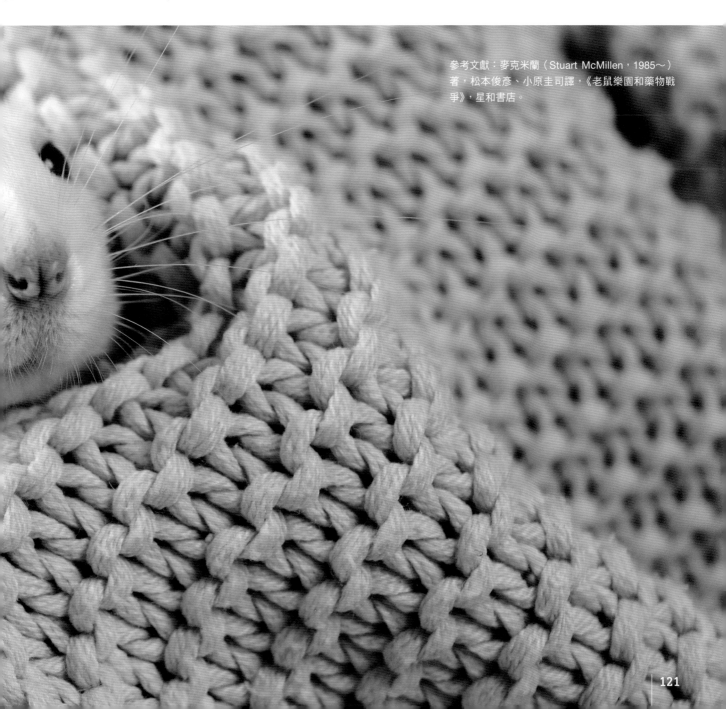

參考文獻：麥克米蘭（Stuart McMillen，1985～）著，松本俊彥、小原圭司譯，《老鼠樂園和藥物戰爭》，星和書店。

避開壞依賴選擇好依賴

老鼠樂園的實驗還有後續。
亞歷山大博士等人從狹窄
而孤立的「殖民地」籠子中，將
只喝大量嗎啡水而罹患藥物依賴

症狀的大鼠，選1隻移到老鼠樂
園裡。

結果，那隻大鼠與老鼠樂園的
大鼠展開交流，雖然因為神經過

敏而形成戒斷症狀，牠卻開始喝
起普通的水，並非選擇飲用嗎啡
溶液。

為了從平時就預防依賴症，也

預防依賴症的途徑

壞依賴（傷害自己的人際關係）也會成為「孤立」的溫
床，產生依賴症。假如能夠避免孤立，就會像老鼠樂園
的實驗一樣，即使不藉助依賴性物質或行為，也可以過
得幸福。我們要避開壞依賴，誠實面對自己，選擇能夠
互相扶持的好依賴。

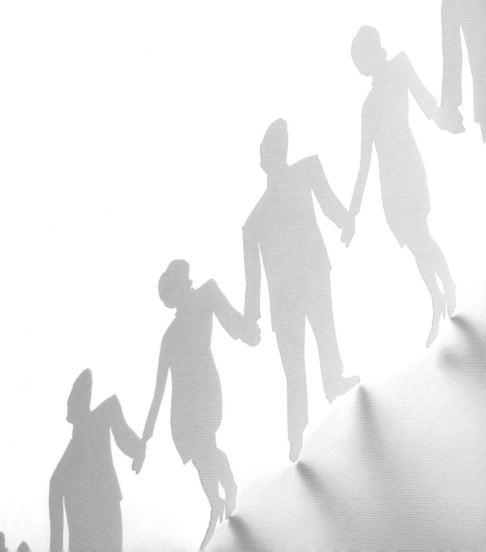

為了在罹患依賴症時邁向康復，就需要準備一個避免孤立，像老鼠樂園一樣舒適愜意且能互相幫助的環境。

壞依賴與好依賴

人類是社會的動物，互相幫忙和依賴原本並沒有問題。

發生問題是因為沒能建立舒適而正常的關係，讓壞依賴的情況持續下去。

那麼，壞依賴是什麼呢？第6章稍微介紹過，就是受到對方支配，自己被人牽著走，類似成年兒童那樣，由父母隨心所欲決定生活的一切。我們要避免這種傷害自己或否定自己存在的人際關係。要建立能夠誠實面對自己，暢談自己各種大小事的人際關係，選擇良好的依賴關係。

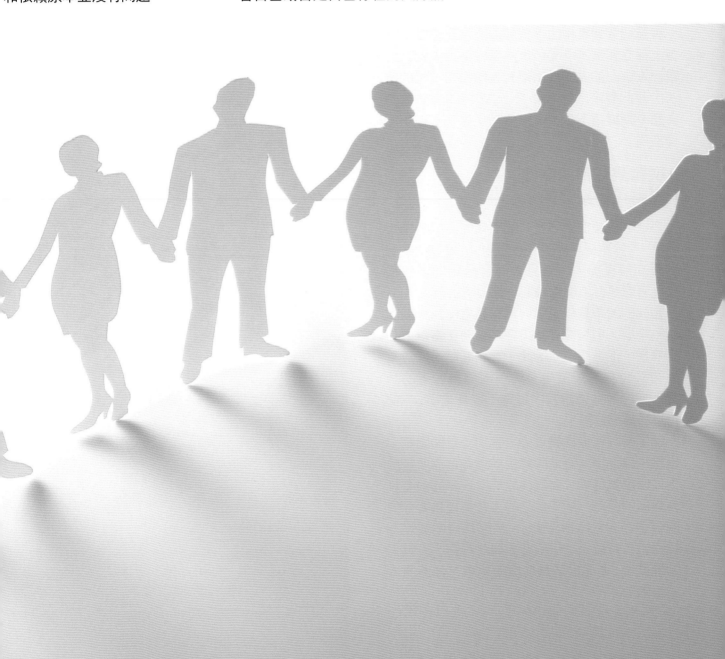

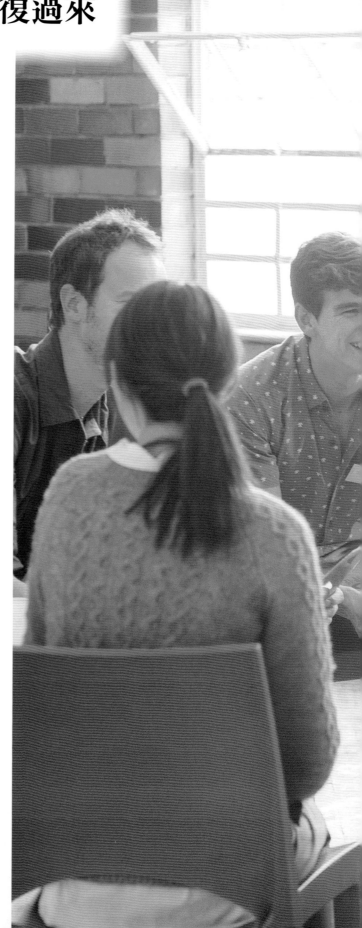

避免孤立
就能從依賴症康復過來

如前文所述，腦體驗快感的機制與依賴症息息相關。然而，其實依賴症患者重拾依賴行為並不是因為「沉溺於快感」，而是「想要逃避痛苦」。這種觀念如今獲得廣泛的支持。

許多研究報告指出，依賴症患者多半是在社會上孤立無援、承受巨大焦慮或壓力、或是對自己沒信心的人。找出能夠輕鬆獲得快感的方法，藉此暫時消除「痛苦」，這樣的經驗會讓人想不斷繼續下去。所以依賴症也是一種「心理疾病」。

從醫院或自助團體 獲得「容身之所」

那麼，依賴症要怎樣才能康復呢？松本博士表示：「依賴症可說是『孤立病』，好發於社會上孤立無援的人，並且會隨著惡化愈來愈孤立。若想要從治癒依賴症，就要防止孤立。」

醫院的治療是以患者與專科醫生一對一的對話為中心，但有時光靠這樣無法防止當事人孤立無援，促進康復。因此，實施團體治療方案的醫院也在增加當中。聆聽同病相憐者的煩惱，自己也在傾訴當中獲得「容身之所」，便得以「持續戒除」。

除了前往醫療機構以外，參加「自助團體」也是一種選擇。自助團體由同為依賴症所苦的人以康復為目標，自發性組成。日本國內有許多類似的組織，形形色色的人在那裡以對等的關係會談。松本博士表示：「雖然自助團體不見得適合每個人，但很多人藉此獲得『人與人的連結』，進而從依賴症康復過來，找回原本的生活。」

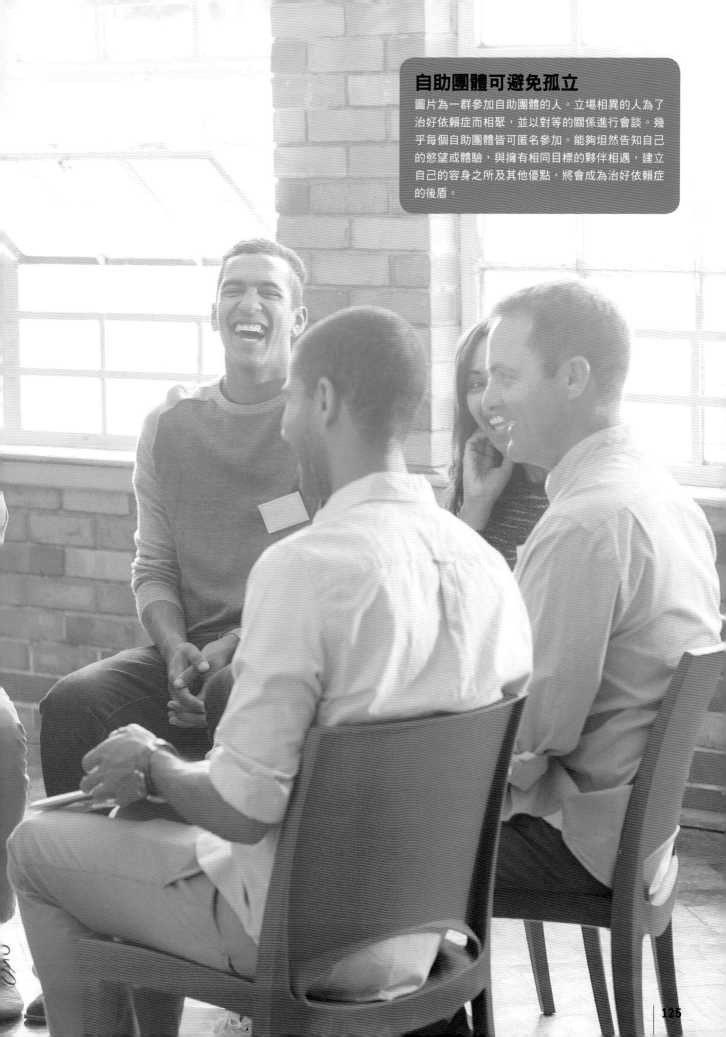

自助團體可避免孤立

圖片為一群參加自助團體的人。立場相異的人為了治好依賴症而相聚，並以對等的關係進行會談。幾乎每個自助團體皆可匿名參加。能夠坦然告知自己的慾望或體驗，與擁有相同目標的夥伴相遇，建立自己的容身之所及其他優點，將會成為治好依賴症的後盾。

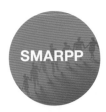

藥物依賴症的治療方案 SMARPP是什麼？

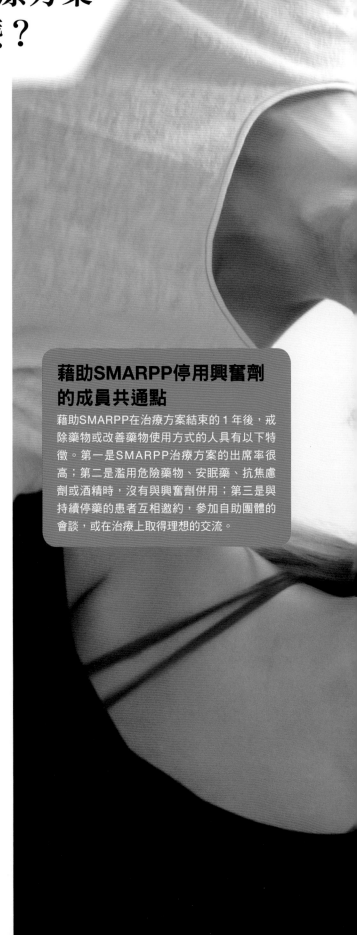

SMARPP（Serigaya Methamphetamine Relapse Prevention Program）是2006年由松本俊彥博士主導制定的防治興奮劑濫用治療方案，現在日本國內各地諸多的醫療設施正在實施這套做法。

SMARPP在制定時，參考了從1980年代後半廣泛在美國實施的「整合治療模式」（matrix model），為綜合性的興奮劑依賴門診治療方案。這項治療方案結束一年後，再觀察患者1個月的復用狀態，結果發現有68%的人成功停藥（不再使用），而且有4成的人最長可以停藥1年。興奮劑的復發或復用的機率非常高，為什麼可以獲得這樣的成果呢？

▍藥物復發和復用率 為何因此而降低？

SMARPP的內容參考自美國的整合治療模式。松本博士談到當時參加整合治療模式研習的情況如下：「關於整合治療模式知識性的部分，我事先已經知道內容，並不覺得驚訝。比起內容，更令人感動的地方在於細節。」

團體療程在現代化診所中的診間中進行。以間接照明營造出溫暖的氣氛，工作人員和藹可親地迎接患者還能享用美味的咖啡或餅乾，任誰都能在這樣的環境中放鬆下來。

另外，團體療程的時間分配也讓松本博士感到驚訝：「比起練習本的習題，成員花了更多時間在談論彼此的近況。」其實，練習本只是溝通工具之一，將治療現場營造成「能夠安心的地方」才是關鍵。SMARPP汲取治療方案的細節，確實獲得功效。

藉助SMARPP停用興奮劑 的成員共通點

藉助SMARPP在治療方案結束的1年後，戒除藥物或改善藥物使用方式的人具有以下特徵。第一是SMARPP治療方案的出席率很高；第二是濫用危險藥物、安眠藥、抗焦慮劑或酒精時，沒有與興奮劑併用；第三是與持續停藥的患者互相邀約，參加自助團體的會談，或在治療上取得理想的交流。

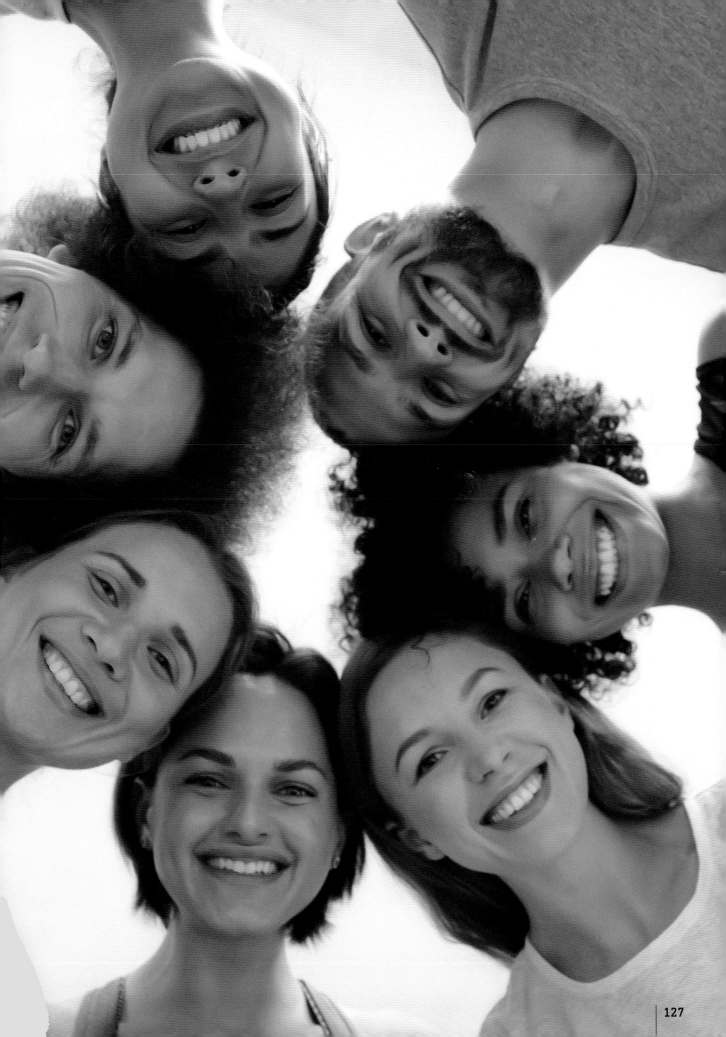

從依賴症康復過來的人
所採用的觀念是什麼？

重回依賴性物質或行為的人和戒除的人，兩者的觀念有什麼不同呢？學習這種觀念也有助於預防依賴症。

與其變強
不如聰敏以對

持續從依賴症康復過來的人，並不是因為精神上變得堅強，才不碰依賴性物質或行為。而是在遠離復發或復用的情境後，才得以持續康復。

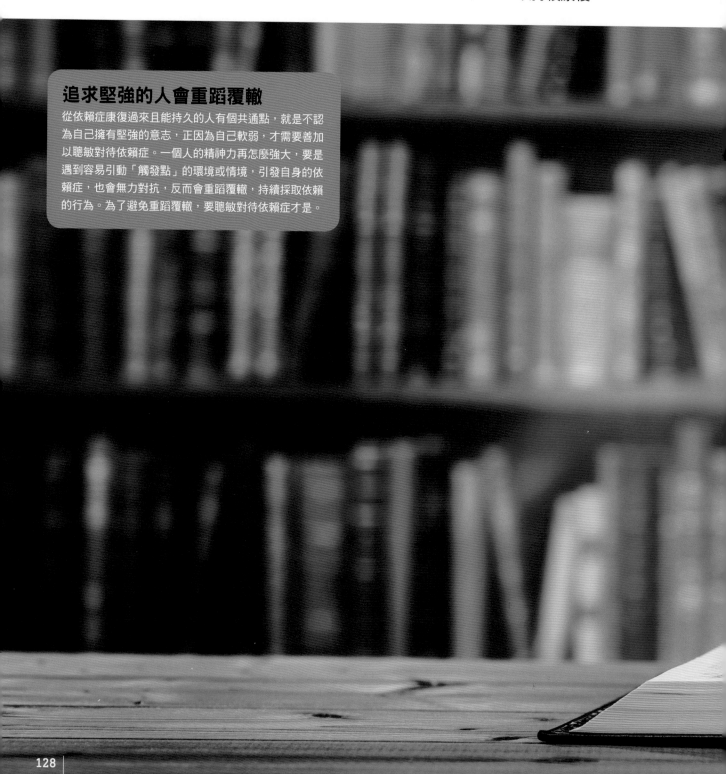

追求堅強的人會重蹈覆轍

從依賴症康復過來且能持久的人有個共通點，就是不認為自己擁有堅強的意志，正因為自己軟弱，才需要善加以聰敏對待依賴症。一個人的精神力再怎麼強大，要是遇到容易引動「觸發點」的環境或情境，引發自身的依賴症，也會無力對抗，反而會重蹈覆轍，持續採取依賴的行為。為了避免重蹈覆轍，要聰敏對待依賴症才是。

假如罹患依賴症的人說「擁有堅強的意志就不會罹患依賴症」、「我已下定決心絕不再碰」，就要小心了。

　　如前述，假如孤立的狀況持續下去，復發或復用的觸發器就會再次出現。為了避免這種狀況，就需要「聰敏」以對。了解自己在什麼狀況下會復發或復用，並準備正確的因應之道。

確認自己的行事聰敏

　　復發與復用的誘因會展現在自己平常的行為上，所以要記得每隔一段時間就要核驗和檢討自己的行為。

　　要是日常生活出現混亂，小小的謊言日積月累，就會導致復發或復用。另外，為了避免孤立，也要記得活用自助團體或其他相關資源。

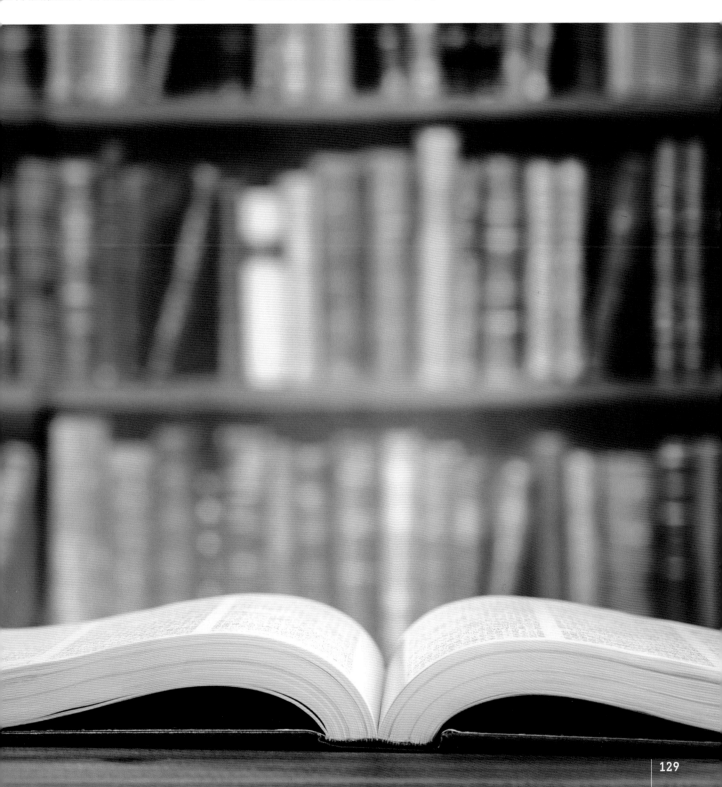

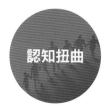
侷限於「瞬間的判斷」，思維變得極端而累積壓力

人總是在不自覺當中判斷狀況，這種平常在無意識間判斷情勢的過程稱為「認知」。

我們透過五感獲得各式各樣的資訊，據此瞬間做出判斷。然而有時資訊處理失敗，會導出邏輯錯誤的結論。要是沒發現邏輯錯誤直接行動，就會感受到強烈的壓力。

產生這種判斷失誤的重大原因，在於自己所認知到的資訊，不過只有片面而已。

比如看到同事早早結束工作下班，就會覺得「只有自己被迫要做大量的工作」，而感受到壓力。這是因為他從「早早回家」這項有限的資訊中，瞬間做出「只有我要加班」的錯誤判斷。

蒐集資訊判斷得當壓力就會減輕

形成壓力的原因在於瞬間判斷錯誤，藉由補足資訊就可以消除這個問題。可以試著思考看看，

瞬間產生的6種思維特徵

先入為主

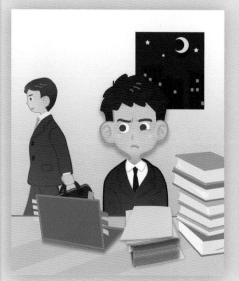

明明根據不足，卻不懷疑自己的想法，不聽對方的意見。假如侷限在這種瞬間判斷中，思考就會跳躍，將事情擴大解釋，使自己感到強大的壓力。

黑白思考

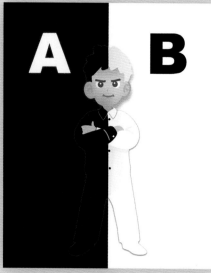

即使面對資訊有限而無法判斷的事情，也受不了含糊不清的狀態，意圖讓A和B涇渭分明。這種瞬間判斷要是出了錯，就會感到壓力。

理應思考

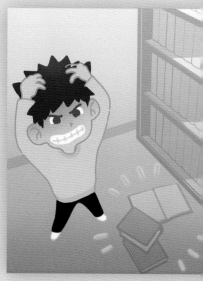

這種思維會墨守成規或追究過去。要是會堅持「應該常常整理」，就是懊惱「當時應該這麼做」、「當時應該那麼做」。一旦走上極端，就會感到壓力。

或許是同事身體狀況不佳，或許同事為了當天早點回家，前一天加班到很晚。只要在感受到壓力時妥善蒐集資訊，再次判斷資訊真偽，就不會常常感受到龐大的壓力。

以下插圖呈現的「先入為主」及其他判斷失誤，就是瞬間的資訊處理出錯所致。另外，當一個人在不經意間使用「絕對」、「應該」之類的斷定式詞彙時，也可能是沒能妥善處理資訊，認知「正在扭曲」所致。

許多有依賴症症狀的人有認知扭曲（cognitive distortion）的問題，會對獲得的資訊做出極端的解釋。要是對認知扭曲置之不理，就會累積壓力，有時還會引動觸發點。要記得減少認知扭曲，減輕壓力。

自我批判

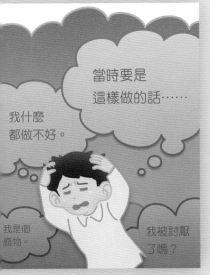

對於所有事情都認為是自己的責任。要是極端到即使碰上自己無法掌控的事情也覺得有責任，就會形成強大的壓力。

過度解讀

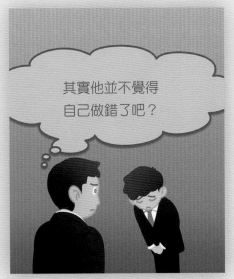

沒有根據卻單方面指責對方的意圖。由於不曉得實際上這種想法正不正確，所以若單單侷限在這種想法中，就會招來龐大的誤解或壓力。

杞人憂天

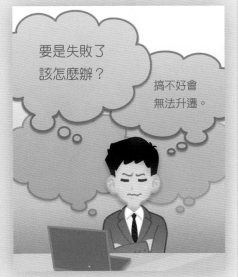

對將來悲觀，自顧自地限制自己的行動或想法。一旦侷限在這種思維中，就會為了擔心不完的狀況感到壓力，陷入惡性循環。

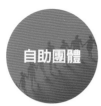

發揮作用讓人從依賴症康復過來的自助團體

自助團體聚集了患有依賴症的人,彼此互相鼓勵,同時以各式各樣的方式克服困難,恢復健康。團體會配合依賴症的種類而有各種型態。另外,不只是依賴症當事人的團體,還有家屬團體或其他協助家屬的組織。這類團體皆由依賴症患者或家屬自主經營。

持續提供戒除的獎賞

為什麼想從依賴症康復過來,必須要靠自助團體呢?因為若想

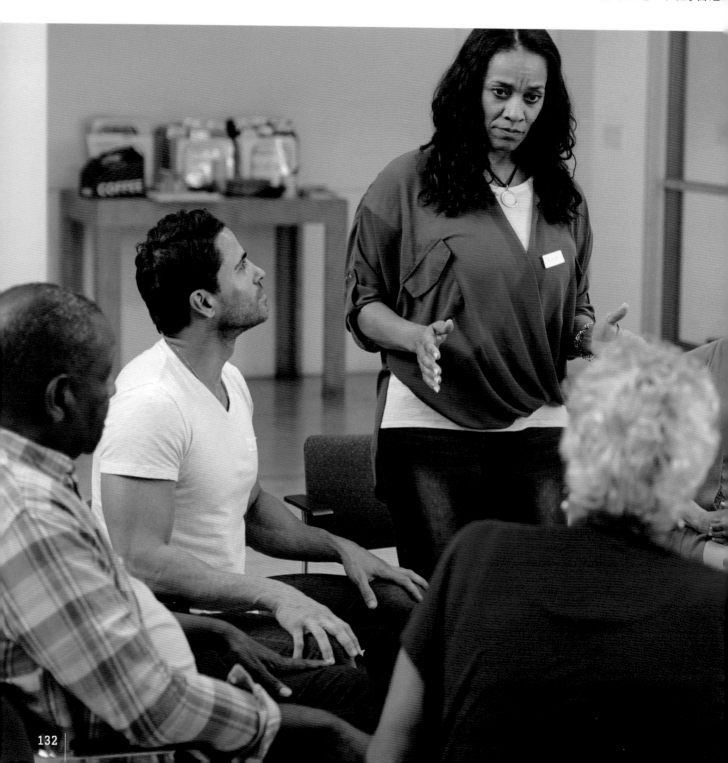

戒除依賴性物質或行為，獎賞是必要的。

「比如剛開始停止攝取酒精時，家人也會為自己開心，誇獎自己。但在過了半年之後，這種獎勵就會變得理所當然。然而，對於依賴症當事人來說，依賴性物質或行為原本就是自己的獎賞。他需要能替代該物質、行為的獎賞，才能持續戒除惡習。而能夠提供這種東西的，就屬自助團體了。」（松本博士）

切記依賴的去處要不只一處

另外，松本博士也表示，單憑家人能夠持續提供的戒除獎賞實屬有限。「依賴症患者往往孤立，將寂寞埋藏在心裡，無法妥善維繫家庭生活。所以在依賴症早期階段中，逐步依賴匿名的某個人，就是邁向康復的第一步。」（松本博士）

自助團體在日本全國各地有許多會場。另外也有為了守住參加者的秘密，而不公開會場的組織。我們不妨透過團體的主要聯絡處聯繫看看。

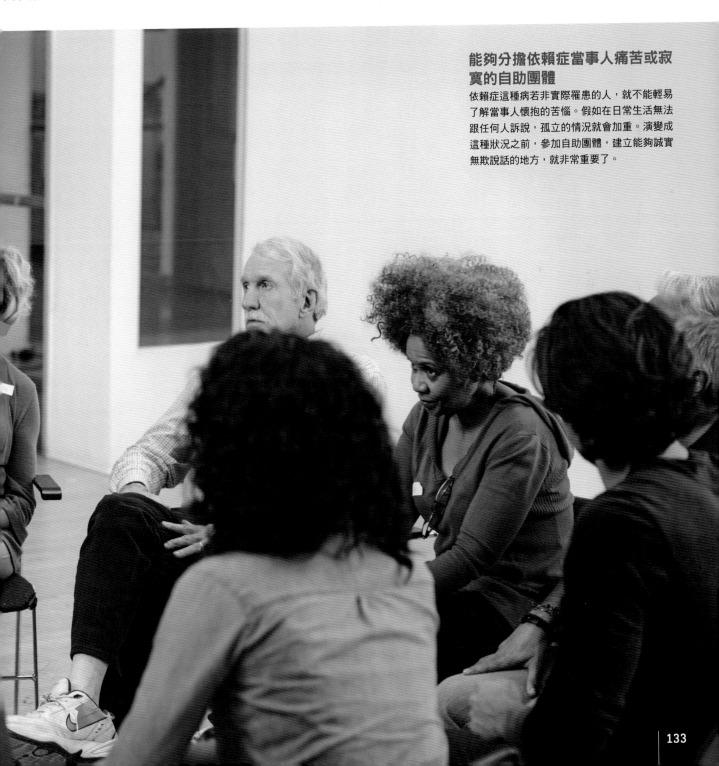

能夠分擔依賴症當事人痛苦或寂寞的自助團體

依賴症這種病若非實際罹患的人，就不能輕易了解當事人懷抱的苦惱。假如在日常生活無法跟任何人訴說，孤立的情況就會加重。演變成這種狀況之前，參加自助團體，建立能夠誠實無欺說話的地方，就非常重要了。

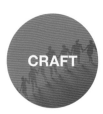

CRAFT

為了避免家人被孤立，
需要妥善的溝通

C RAFT是Community Reinforcement And Family Training的簡稱，意思是社區增強及家庭訓練。

假如自己的家人罹患了依賴症，他們難免會遭受到鄰居和親戚朋友的孤立。因為依賴症是連罹患原因都難以讓別人了解的疾病。

即使向父母或手足商量煩惱，也多半會被說教，講什麼「還不都是因為你被寵壞了」，或者「還不都是你不聽話」之類無濟於事的責備。

家人常會助長依賴症

另外，依賴症患者的家人會在無意間助長當事人的依賴症。比如當事人若有酒精依賴症，家人會幫他買酒或提供酒錢。這種助

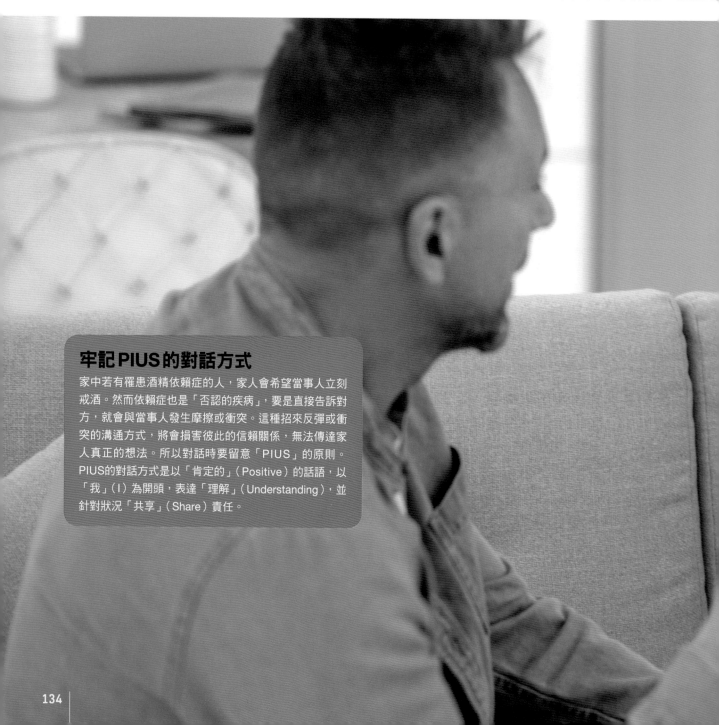

牢記PIUS的對話方式

家中若有罹患酒精依賴症的人，家人會希望當事人立刻戒酒。然而依賴症也是「否認的疾病」，要是直接告訴對方，就會與當事人發生摩擦或衝突。這種招來反彈或衝突的溝通方式，將會損害彼此的信賴關係，無法傳達家人真正的想法。所以對話時要留意「PIUS」的原則。PIUS的對話方式是以「肯定的」（Positive）的話語，以「我」（I）為開頭，表達「理解」（Understanding），並針對狀況「共享」（Share）責任。

長當事人依賴症的人稱為縱容者（enabler）。

以往，若家人原以為該幫患者購買酒精而給予金錢，而醫師或其他輔助依賴症的援助者，為了讓患者康復，所能夠想到的應對之道，就是讓他們停止這樣的行為，或是離家分居、離婚和其他擺脫家人的方法。不過，這樣反而會與當事人發生衝突。於是便設想出社區增強以及家庭訓練，作為緩和衝突，成為治療當事人的方案。

避免與當事人衝突的溝通方式

社區增強及家庭訓練擷取當事人和家人之間各式各樣的衝突情境，針對各種狀況提供具體建議。

比如，家人為了要讓當事人戒除依賴症，就會指摘當事人：「都怪你喝酒，生活才會一團糟。」然而，依賴症屬於否認的疾病，反而會讓當事人產生抗拒心理，固守在自己的世界裡。不過要是改變說話方式，例如「我喜歡不喝酒的你」，或許就可以緩和衝突。這樣的對話日積月累下來，就會成為讓當事人尋求治療的契機。

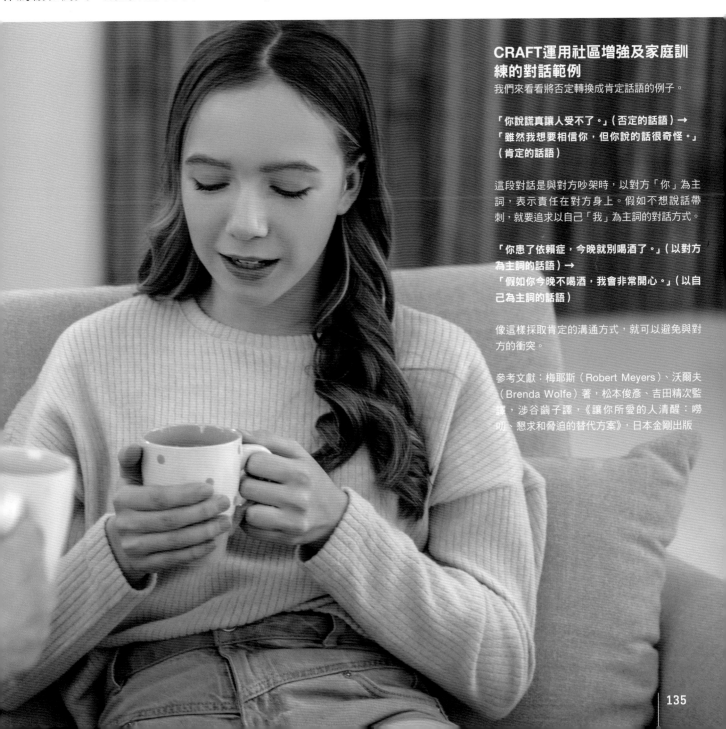

CRAFT運用社區增強及家庭訓練的對話範例

我們來看看將否定轉換成肯定話語的例子。

「你說謊真讓人受不了。」（否定的話語）→
「雖然我想要相信你，但你說的話很奇怪。」（肯定的話語）

這段對話是與對方吵架時，以對方「你」為主詞，表示責任在對方身上。假如不想說話帶刺，就要追求以自己「我」為主詞的對話方式。

「你患了依賴症，今晚就別喝酒了。」（以對方為主詞的話語）→
「假如你今晚不喝酒，我會非常開心。」（以自己為主詞的話語）

像這樣採取肯定的溝通方式，就可以避免與對方的衝突。

參考文獻：梅耶斯（Robert Meyers）、沃爾夫（Brenda Wolfe）著，松本俊彥、吉田精次監譯，涉谷繭子譯，《讓你所愛的人清醒：嘮叨、懇求和脅迫的替代方案》，日本金剛出版

有些藥物能夠抑制想要喝酒的心情

依賴症是無法憑當事人的意思戒除依賴的疾病，不能靠「毅力」或「堅強意志」治好。想要康復，就需要專科醫生的治療或周遭的協助。

有時會使用有益於康復的藥物來治療。尤其是針對酒精依賴症患者的藥物，就有好幾種，在日本也獲准進口。

順著血液抵達肝臟的酒精（乙醇），會先分解成有害的乙醛，再分解成無害的醋酸（乙酸）。而稱為「抗酒藥」的藥物，則會在肝臟發揮作用，妨礙乙醛分解為醋酸。所以只要事先服用抗酒藥，光是飲用少量的酒，血液中的乙醛濃度就會大幅上升，形成引發噁心或頭痛的「宿醉狀態」。於是對於飲酒的抗拒感就會增加，有益於減少飲酒量。

藥物最多也只是幫助康復

近年來，作用於腦的藥物也在日本開放使用。2013年，日本開始發售「戒酒輔助藥」，這種藥物能夠抑制戒酒者的飲酒慾望。另外，從2019年3月起，「減低飲酒藥」（減酒藥）首次在日本發售，這種藥物能在抑制飲酒慾望的同時，藉由抑制飲酒的滿足感，減少飲酒量。

減酒藥會間接抑制神經細胞收受多巴胺的活性，即使喝酒也得不到多少滿足感。國外允許結構類似減酒藥的化學物質作為酒精依賴症的處方藥，還有報告指出，這種藥物也能抑制賭博或自殘行為的慾望。

不過，目前能夠進行藥物療法的依賴症還很有限。另外，這些藥物絕非特效藥，要搭配專科醫生的治療才會發揮作用。一定要在接受醫師的指導下妥善使用。　🪐

依賴症治療用藥

這裡彙整了用於治療酒精依賴症的藥物。抗酒藥是作用於肝臟的藥，戒酒輔助藥可降低飲酒藥則是作用於腦的藥物。

故意製造宿醉狀態的抗酒藥

服用抗酒藥後，即使是少量的酒也會造成形成宿醉的狀態。日本獲准使用的藥物有戒酒硫（Disulfiram，商品名：安塔布司〔Antabuse〕）和氰胺（Cyanamide，商品名：氰胺內服液〔Cyanamide Oral Solution〕）

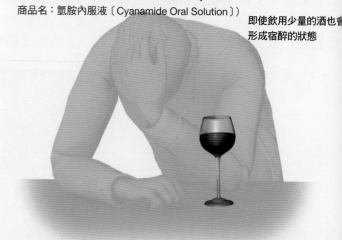

即使飲用少量的酒也會形成宿醉的狀態

戒酒輔助藥和減低飲酒藥

2013年發售的阿坎酸（Acamprosate，商品名：坎普拉爾〔Campral〕）為戒酒輔助藥，只要在戒酒時服用，就可以抑制飲酒的慾望。2019年發售的納美芬（Nalmefene，商品名：納美芬錠〔Selincro〕）則是減低飲酒藥，能在抑制飲酒慾望的同時減少飲酒量。

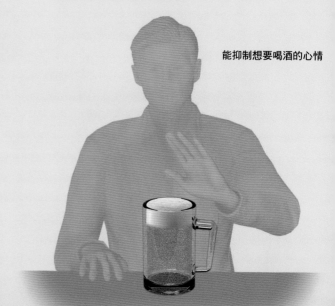

能抑制想要喝酒的心情

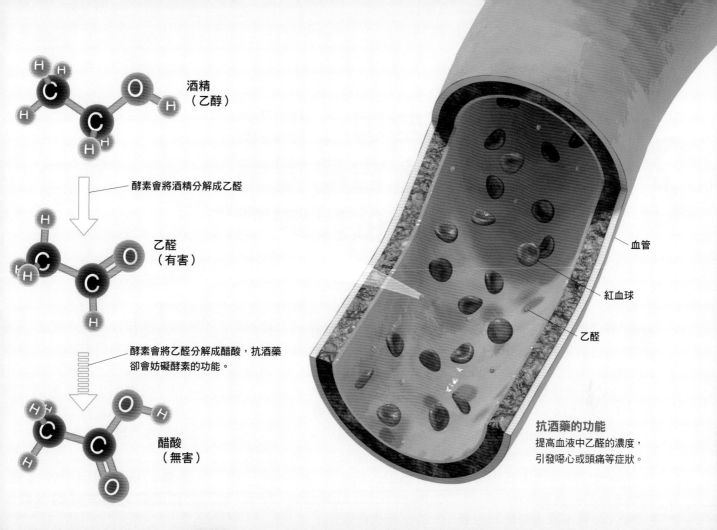

酒精
（乙醇）

酵素會將酒精分解成乙醛

乙醛
（有害）

酵素會將乙醛分解成醋酸，抗酒藥
卻會妨礙酵素的功能。

醋酸
（無害）

血管

紅血球

乙醛

抗酒藥的功能
提高血液中乙醛的濃度，
引發噁心或頭痛等症狀。

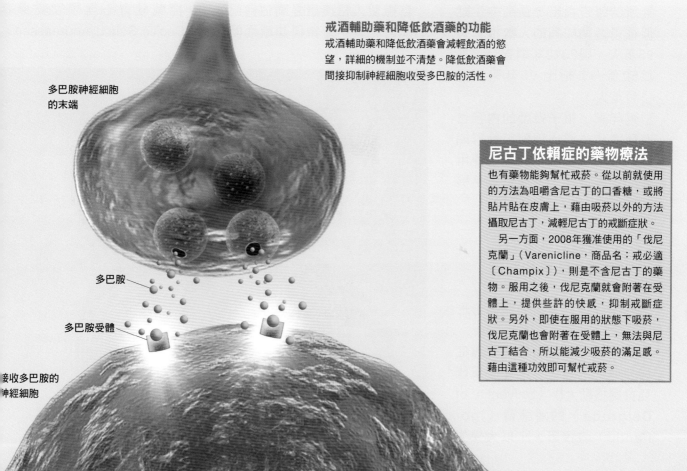

戒酒輔助藥和降低飲酒藥的功能
戒酒輔助藥和降低飲酒藥會減輕飲酒的慾
望，詳細的機制並不清楚。降低飲酒藥會
間接抑制神經細胞收受多巴胺的活性。

多巴胺神經細胞
的末端

多巴胺

多巴胺受體

接收多巴胺的
神經細胞

尼古丁依賴症的藥物療法

也有藥物能夠幫忙戒菸。從以前就使用
的方法為咀嚼含尼古丁的口香糖，或將
貼片貼在皮膚上，藉由吸菸以外的方法
攝取尼古丁，減輕尼古丁的戒斷症狀。
　另一方面，2008年獲准使用的「伐尼
克蘭」（Varenicline，商品名：戒必適
〔Champix〕），則是不含尼古丁的藥
物。服用之後，伐尼克蘭就會附著在受
體上，提供些許的快感，抑制戒斷症
狀。另外，即使在服用的狀態下吸菸，
伐尼克蘭也會附著在受體上，無法與尼
古丁結合，所以能減少吸菸的滿足感。
藉由這種功效即可幫忙戒菸。

自尊心低落
會容易罹患
手機依賴症嗎？

依賴症想戒卻戒不了。形形色色的依賴症當中，近年備受矚目的就是智慧型手機造成的社群網路依賴症或遊戲依賴症（遊戲成癮）。本書也介紹了上述病症，隨著近年來釐清智慧型手機帶給腦部的影響，手機依賴症在年輕人當中增加的現象就格外受到關注。

2017年日本厚生勞動科學研究所的報告指出，國高中生疑似罹患遊戲成癮的人數推算有93萬人。與2012年調查時（推算52萬人）相比，5年來增加了41萬人。

近年來，電子遊戲的內容也有所進步，還出現附有社群網站功能的遊戲。由於吸引使用者的內容增加，使得罹患手機依賴症的人也在持續增加。

自尊心低落與
手機依賴症的關係

手機依賴症背後的原因形形色色。

其中最引人注目的是依賴症與自尊心的關係。比如塞爾維亞貝爾格勒大學（University of Belgrade）的潘蒂奇（Igor Pantic）教授等人，以大學生為對象的研究就指出，自尊心愈低，往往就愈容易罹患手機依賴症（網路依賴症）。另外還有結果顯示，自尊心高的人反而不容易罹患手機依賴症。

另外，這項研究也顯示，許多手機依賴症症狀惡化的人，自戀型人格疾患（Narcissistic Personality Disorder，NPD）的症狀也會惡化。

自戀型人格疾患是高估自己的能力，為了維持優越感而貶低別人的精神疾患。懷有這種症狀的人容易併發酒精依賴症或其他依賴症。另外從調查中可知，自戀型人格疾患的症狀愈嚴重，張貼在社群網站上的自拍照張數就愈多。

自尊心低落與自戀性格會
提高對社群網站的依賴

挪威社會心理學家安卓森（Cecilie Schou Andreassen）

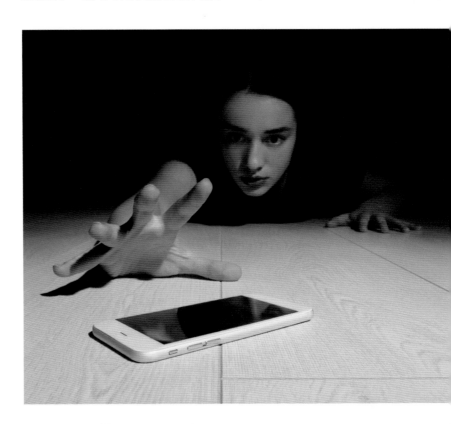

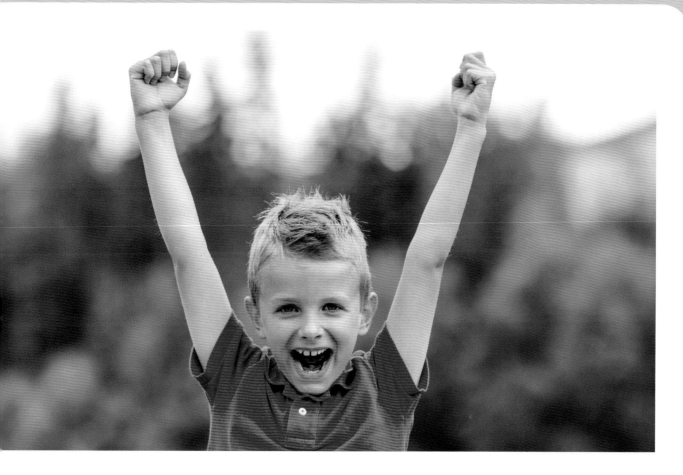

博士等人，以居住在挪威2萬3500名以上的男女為對象，調查社群媒體與自尊心的關係。

調查結果顯示，自尊心低落而且具有自戀性格特質的人，罹患社群網站依賴症的機率就會增加。

再者，從這項研究也可以知道，女性依賴社群媒體的傾向比男性高。

從各種研究可以發現遊戲成癮症以男性居多。由此可知，即使是網路依賴症，依賴內容也會因性別而異。

自尊心低落的
日本年輕人

明白依賴症與自尊心關係密切後，讓我們再一次將目光轉向手機依賴症增加的日本。從

世界的角度來看，一般認為日本年輕人的自我肯定感或自尊心較低。

2014年日本獨立行政法人國立青少年教育振興機構，以高中一年級到三年級生為對象的調查（青少年體驗活動的相關實態調查）指出，對「覺得自己很沒用」的問題，25.5%的人回答「非常贊同」，回答「還算贊同」的人為47%，總計72.5%的年輕人有自尊心低落的傾向。

反觀美國得出的結果是45.1%（細項：非常贊同14.2%，還算贊同30.9%），韓國則是35.2%（細項：非常贊同5%，還算贊同30.2%）。

目前為止的研究指出，自尊心愈低，抗壓性也愈低，認為自己很難在社會上生存的人就愈多。這樣的人會用智慧型手

機解悶，用著用著就罹患依賴症了。為了提高自尊心以預防依賴症，就要過規律的生活，減少智慧型手機的使用時間。該調查的建議是要重視家庭或社會的積極介入，比如要孩子幫忙做家事或與人打招呼等。

參考文獻：Igor Pantic.et al.Association between physiological oscillations in self-esteem, narcissism and internet addiction: A cross-sectional study.psychiatry Res. 2017 Dec;258:239-243.
Cecilie Schou Andreassen.et al. The relationship between addictive use of social media, narcissism, and self-esteem: Findings from a large national survey.Addict Behav 2017 Jan;64:287-293.

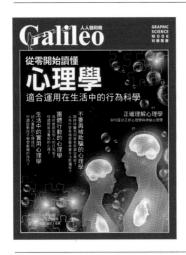

人人伽利略 科學叢書 13

從零開始讀懂心理學

適合運用在生活中
的行為科學　　　　　　售價：350元

　　心理學即是研究肉眼無法看到之心理作用及活動，而了解自己與他人的心理，對我們的日常生活會有極大幫助。

　　本書先從心理學的主要發展簡單入門，再有系統且完整地帶領讀者認識不同領域的理論與應用方式。舉凡我們最關心的個人性格、人際關係與團體、記憶、年紀發展等，都在書中做了提綱挈領的闡述說明，可藉此更瞭解自己、瞭解社會、及個人與社會間的關係。

★國立臺灣大學特聘教授／臺大醫院神經部主治醫師　郭鐘金審訂、推薦

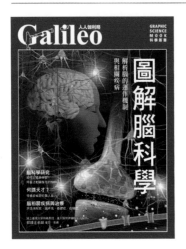

人人伽利略 科學叢書 23

圖解腦科學　解析腦的運作機制與相關疾病　　售價：500元

　　「腦」至今仍藏有許多未解謎題，科學家們持續探究其到底是如何讓我們思考、記憶、表達喜怒哀樂，支配我們的日常活動？本書一探學習與記憶的形成機制，並彙整腦科學研究的最新進展，讓我們了解阿茲海默症、憂鬱症、腦中風的成因與預防方法等，也以科學角度解說許多網路謠言，讓我們得以用更正確的態度面對。

★國立臺灣大學特聘教授、臺大醫院神經部主治醫師　郭鐘金老師 審訂、推薦

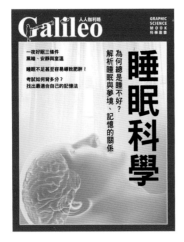

人人伽利略 科學叢書 31

售價：500元

睡眠科學　為何總是睡不好？解析睡眠與夢境、記憶的關係

　　現代人生活忙碌，時常晚睡，還會利用假日大肆補眠，很有可能不小心「睡眠負債」摟！長期睡眠不足，除了可能對工作產生影響外，也會對身心健康造成負面影響，容易引發肥胖、糖尿病等疾病。本書從科學角度解析睡眠研究、夢境以及記憶的機制，除了教你掌握好眠三原則，有機會改善睡眠品質，也針對睡眠、冬眠、夢境相關研究有相當篇幅的介紹，有興趣的讀者務必瞭解一下！

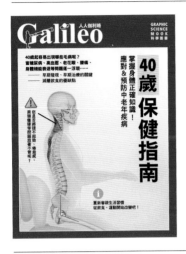

人人伽利略 科學叢書 33　　　　　　　　　　　　售價：450元

40歲保健指南　掌握身體正確知識！應對＆預防中老年疾病

40～50多歲的中高齡者，若沒有適度運動，肌肉量會大幅減少，是能實際感受到身體機能開始走下坡的階段。而因過度飲食和運動不足所引起的高血糖、高血壓、高血脂等等，更是會在不注意時，造成更可怕的疾病。本書分為五大章節，介紹預防中老年疾病、生活習慣病的預防知識，還有以正確飲食、運動習慣、建立良好睡眠等面向，一起打造舒適的中年生活方式吧！

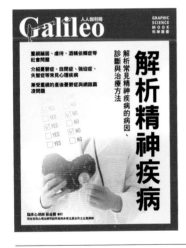

人人伽利略 科學叢書 34　　　　　　　　　　　　售價：500元

解析精神疾病　解析常見精神疾病的病因、診斷與治療方法

近年來，大眾對各種精神疾病的認知越來越高，除了每當有重大災害跟社會案件時，會特別關注受害人與加害人的心理外，生活周遭也有許多需要被留意，應該及早尋求協助的精神疾病。例如網路盛行引起的網路霸凌、社群疲勞，以及比例漸高的拒學、繭居族等，或孩童成人比例皆增加的發展障礙，和老年人必須注意的睡眠障礙、失智症等等。希望讀者能建立正確認知，知道如何應對並尋求協助。

★臨床心理師 蘇益賢審訂、推薦

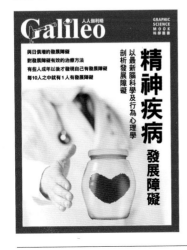

人人伽利略 科學叢書 35　　　　　　　　　　　　售價：450元

精神疾病 發展障礙　以最新腦科學及行為心理學剖析發展障礙

近來越來越常聽到「發展障礙」一詞，不少人在工作或人際關係不順時，也會暗自煩惱「自己說不定也有發展障礙」。

本書不僅探討發展障礙的症狀分類、與腦部的關係，也會介紹「成人發展障礙」以及「繭居」與發展障礙的關聯性。並從最新腦科學的研究成果和見解等角度，說明ASD及ADHD的致病原因、傾向和研發出治療藥物的可能性。最後解說有發展障礙症狀的人應該如何善用本身的特性，讓每天都能夠過得開心。

日本牛頓 授權 ✕ 人人出版

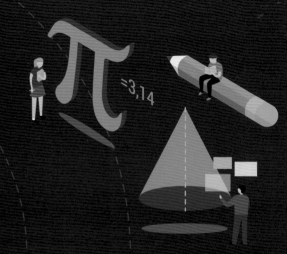

Galileo 伽利略科普叢書系列

✔ 符合閱讀素養需求　✔ 適合國中、高中生閱讀

人人伽利略
適讀：高中以上
定價350元起

單一主題深入學習，脈絡分明，
也適合成人探索新知。

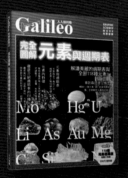 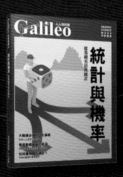

伽利略科學大圖鑑
適讀：國中以上
定價630元

囊括該領域多主題，以概論再延伸學習，
是值得珍藏的精美圖鑑。

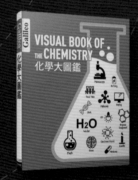 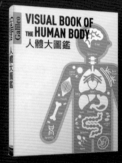

少年伽利略
適讀：國中以上
定價250元

針對主題建立基礎觀念，
輕鬆入門，減輕學習負擔。

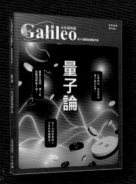 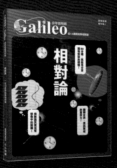

觀念伽利略
適讀：國中以上
定價280元起

以雙色和文字說明為主，
用4格漫畫跟插圖輔助學習。

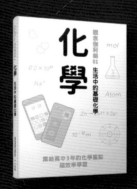 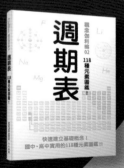

人人出版 各大實體書店、網路書店、蝦皮賣場都有販售

數學｜物理｜化學｜生物｜醫學｜藥學｜天文｜工學｜心理學｜飲食營養

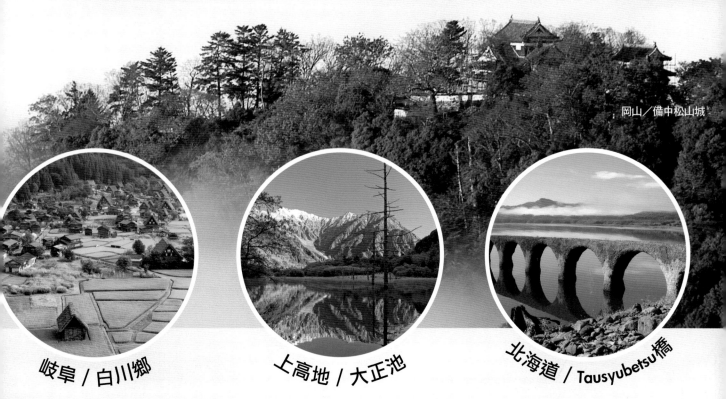
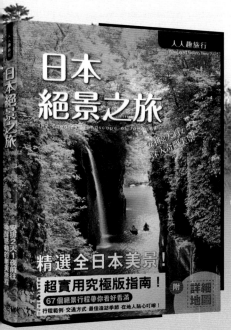

【 人人伽利略系列 36 】

精神疾病 依賴症
為什麼無法戒除？認識各種依賴症的原因、預防與治療方法

作者／日本Newton Press
特約編輯／王原賢
翻譯／許懷文
編輯／林庭安
發行人／周元白
出版者／人人出版股份有限公司
地址／231028 新北市新店區寶橋路235巷6弄6號7樓
電話／（02）2918-3366（代表號）
傳真／（02）2914-0000
網址／www.jjp.com.tw
郵政劃撥帳號／16402311 人人出版股份有限公司
製版印刷／長城製版印刷股份有限公司
電話／（02）2918-3366（代表號）
經銷商／聯合發行股份有限公司
電話／（02）2917-8022
香港經銷商／一代匯集
電話／（852）2783-8102
第一版第一刷／2023年01月
定價／新台幣450元
　　　港幣150元

國家圖書館出版品預行編目（CIP）資料

精神疾病依賴症：為什麼無法戒除？認識各種
依賴症的原因、預防與治療方法／
日本Newton Press作；許懷文翻譯. -- 第一版. --
新北市：人人出版股份有限公司, 2023.01
面；公分. —（人人伽利略系列；36）
ISBN 978-986-461-319-9（平裝）

1.CST：精神醫學 2.CST：精神疾病
3.CST：精神疾病治療

415.95　　　　　　　　　　　　111019769

NEWTON BESSATSU SEISHIN NO BYOKI
IZONSHOHEN
Copyright © Newton Press 2021
Chinese translation rights in complex
characters arranged with
Newton Press through Japan UNI Agency,
Inc., Tokyo
www.newtonpress.co.jp
●著作權所有・翻印必究●

Staff

Editorial Management	木村直之
Design Format	米倉英弘（細山田デザイン事務所）
Editorial Staff	中村真哉 宇治川裕
Writer	ながさき一生

Photograph

5	Daniel Jedzura/shutterstock.com	48-49	LightField Studios/shutterstock.com	92-93	HYUNGKEUN/stock.adobe.com
6	i viewfinder/Shutterstock.com	49	Kosuke Tsurumi et al., Frontiers in Psychology (2014)	94-95	TanyaJoy/stock.adobe.com
8-9	nancy10/stock.adobe.com,William Potter/Shutterstock.com,Marjan Apostolovic/shutterstock.com,sezer66/Shutterstock.com,Andrey_Popov/Shutterstock.com,Jacob Lund/Shutterstock.com	50-51	adimas/stock.adobe.com	96-97	takasu/stock.adobe.com
		52-53	Aldeca Productions/stock.adobe.com	99	BOOCYS/stock.adobe.com
		54-55	Monstar Studio/stock.adobe.com	100-101	BOOCYS/stock.adobe.com
		56-57	beeboys/stock.adobe.com	102-103	Syda Productions/stock.adobe.com
8-9	constantinos/stock.adobe.com	58-59	Elnur/stock.adobe.com	106-107	NOBU/stock.adobe.com
10-11	zinkevych/stock.adobe.com	60-61	kieferpix/stock.adobe.com	108-109	freshidea/stock.adobe.com
12-13	Alamy/ユニフォトプレス	62-63	Monet/stock.adobe.com	110-111	pict rider/stock.adobe.com
14-15	kelly marken/stock.adobe.com	64-65	vegefox.com/stock.adobe.com	112-113	Krakenimages/stock.adobe.com
16-17	kelly marken/stock.adobe.com	67	metamorworks/stock.adobe.com	114-115	fizkes/stock.adobe.com
19	freshidea/stock.adobe.com	68-69	metamorworks/stock.adobe.com	116-117	tadamichi/stock.adobe.com
20-21	freshidea/stock.adobe.com	70-71	sh240/stock.adobe.com	119	taa22/stock.adobe.com
24-25	pogonici/stock.adobe.com	72-73	JackF/stock.adobe.com	120-121	New Africa/stock.adobe.com
26-27	Pixel-Shot/stock.adobe.com	74-75	beeboys/stock.adobe.com	122-123	taa22/stock.adobe.com
28-29	lidiia/stock.adobe.com	76-77	adragan/stock.adobe.com	124-125	Alamy/ユニフォトプレス
30-31	Axel Bueckert/stock.adobe.com	78-79	yoshitaka/stock.adobe.com	126-127	fizkes/stock.adobe.com
32-33	beeboys/stock.adobe.com	80-81	patchii/stock.adobe.com,starmix/stock.adobe.com	128-129	beeboys/stock.adobe.com
34-35	demiurge_100/stock.adobe.com	83	metamorworks/stock.adobe.com	132-133	Monkey Business/stock.adobe.com
36-37	HandmadePictures/stock.adobe.com	84-85	metamorworks/stock.adobe.com	134-135	zinkevych/stock.adobe.com
40-41	julien leiv/stock.adobe.com	86-87	fotoliaxrender/stock.adobe.com	139	ibreakstock/stock.adobe.com
45	DisobeyArt/stock.adobe.com	88-89	bildlovestock/stock.adobe.com		
46-47	DisobeyArt/stock.adobe.com	90-91	hiro/stock.adobe.com		

Illustration

Cover Design	宮川愛理	104-105	Newton Press		Autin, L., Goodsell, D.S., Sanner, M.F., Olson, A.J. [2011]. ePMV Embeds Molecular Modeling into Professional Animation Software Environments. Structure 19, 293-303)
12-13	Newton Press	130-131	Newton Press		
22-23	Newton Press	136-137	Newton Press		
38-39	Newton Press		（分子モデル：PDB ID EOH， ePMV(Johnson, G.T.and		

審定者簡介

松本俊彦
國立精神暨神經醫療研究中心精神保健研究所藥物依賴研究部部長，藥物依賴症中心中心長，醫學博士。畢業於佐賀醫科大學醫學院，專長為精神醫學。著有《藥物依賴症》、《簡單易懂的SMARPP —— 你也能做到的藥物依賴者扶助》等多部作品。現正致力於藥物依賴症的治療和研究，以及針對一般大眾的啟蒙活動。

鶴身孝介
京都大學研究所醫學研究科腦病態生理學講座（精神醫學）、京都大學醫學院附設醫院日間復健診療部助教，醫學博士。1978年生於香川縣，畢業於京都大學醫學院醫學系，專長為依賴症臨床、中樞神經影像學。現在的研究主題是賭博依賴症的腦影像研究。